AF403620

DU TÉTANOS.

TYPOGRAPHIE HENNUYER, RUE DU BOULEVARD, 7, BATIGNOLLES.
Boulevard extérieur de Paris.

DU TÉTANOS

PAR

LE DOCTEUR JULES GIMELLE,

LAURÉAT ET MEMBRE CORRESPONDANT DE LA SOCIÉTÉ DES SCIENCES MÉDICALES
ET NATURELLES DE BRUXELLES,
MÉDECIN DU BUREAU DE BIENFAISANCE DU PREMIER ARRONDISSEMENT,
CHIRURGIEN AIDE-MAJOR DU 4ᵉ BATAILLON DE LA GARDE NATIONALE DE LA SEINE.
MEMBRE FONDATEUR DE LA SOCIÉTÉ
DES MÉDECINS DES BUREAUX DE BIENFAISANCE DE PARIS, ETC.

MÉMOIRE

Auquel l'Académie de Médecine a accordé un encouragement de 500 fr.
(Prix Civrieux, 1853),
et la Société des sciences médicales et naturelles de Bruxelles, une médaille d'or
(Concours de 1855).

PARIS.

TYPOGRAPHIE HENNUYER, RUE DU BOULEVARD, 7. BATIGNOLLES.
Boulevard extérieur de Paris.

1856

AVANT-PROPOS.

Parmi les maladies auxquelles le corps humain se trouve exposé, aucune ne pouvait fixer d'une manière plus spéciale l'attention des praticiens, aucune ne devait plus mériter leur sollicitude et leur vigilance que le tétanos, cette calamité de la guerre, cet accident le plus grave et le plus dangereux dont les plaies puissent être compliquées. Déjà effrayante par la multiplicité de ses causes, cette affection est encore plus terrible par la rapidité de son invasion, la violence des accidents qui la caractérisent, sa résistance opiniâtre à tous les moyens thérapeutiques, et l'état déplorable et désespéré auquel se trouve réduit le malheureux patient, qui, presque toujours, succombe à la violence de ses symptômes. Ayant à faire son histoire, nous nous sommes livré à cette étude d'autant plus volontiers et avec plus de raison que les matériaux étaient plus nombreux et plus variés, heureux si nos investigations peuvent éclaircir une question qui intéresse à un si haut point l'humanité entière et la médecine des armées en particulier.

Honoré par le premier corps médical de l'Europe de la seconde nomination du concours et d'un encouragement de 500 francs, encouragé par notre illustre maître, M. le professeur Velpeau, et par plusieurs de nos juges, nous nous essayons aujourd'hui à tenter l'épreuve hasardeuse de la publicité. C'est à la presse médicale, c'est à nos confrères qu'il appartient maintenant de décider si nous nous sommes bercé d'une trop flatteuse illusion.

DU TÉTANOS.

FAIRE L'HISTOIRE DU TÉTANOS.

DÉFINITION. — Le tétanos, *tetanus* des Latins, dérivé du grec τετανὸς, roide, tendu, que les anciens ont désigné sous le nom de *rigor*, *distensio nervorum*, *spasmus*, est une maladie qui affecte soit isolément, soit d'une manière successive ou simultanée, les muscles de la vie animale, quelquefois aussi ceux de la vie organique. Elle consiste dans la contraction le plus souvent permanente, involontaire et ordinairement douloureuse de quelques-uns ou de la totalité des muscles soumis à l'empire de la volonté, d'une; de plusieurs ou de toutes les parties de la vie animale. Cette contraction est, du reste, susceptible de présenter des alternatives de relâchement et d'exacerbation.

HISTORIQUE. — Connu dès la plus haute antiquité, le tétanos a été un sujet sérieux de méditations pour tous les hommes qui ont illustré la médecine et la chirurgie.

Dans les temps anciens nous trouvons : Hippocrate qui l'a indiqué d'une manière précise ; puis Arétée (*De Causis et Signis acutorum morborum*, lib. I, cap. VI, et *De Morborum acutorum Curatione*, lib. I, cap. VI), dont la description élégante et concise est encore aujourd'hui d'une telle exatitude que les auteurs du *Compendium de chirurgie* n'ont pu résister au désir de la citer (*Compendium de chirurgie pratique*, troisième livraison, t. Ier, p. 347). Objet des commentaires de

Galien, le tétanos fut encore bien étudié par Paul d'Egine (*De Re medica*, lib. III, cap. xx); Oribase (*Sinopsus*, lib. VIII, cap. xvii); Celse (*De Re medica*, lib. II, cap. i, et lib. IV, cap. iii); Scribonius Largus (*De Composit. medicor.*, cap. xxiii) et Marcellus Empiricus (*De Medicam.*, cap. xviii et xx).

Au moyen âge, Avicenne, puis, dans les temps modernes, Ambroise Paré, le père de la chirurgie française, qui apporta une si heureuse réforme dans le traitement des plaies d'arquebusades, et Rivière, s'occupèrent aussi de cette terrible affection, cherchèrent à étudier sa nature et à lui appliquer un traitement en rapport avec les causes dont elle émane.

Excités par de tels précédents, jaloux d'éclairer une question qui avait embarrassé des hommes si éminents, les chirurgiens des siècles postérieurs se sont livrés avec empressement à l'étude du tétanos. Dans des temps déjà un peu éloignés, nous rencontrons : Cornuti (1600); Bontius (1658, *Hist. nat. et méd. des Indes orientales*, liv. II, chap. ii, p. 18); Keyser (1668); Plater (1680); Wepfer (1727, *Observations médico-pratiques sur les maladies de la tête*); Pison (1736, *De Cognoscendis et curandis Morbis*, lib. I, cap. xx); Hillary (1759, *Observat. on the change of the air, and the concomitant epidemical diseases in the Island of Barbadoes*); Boerhaave (1761); Cleghorn (1762, *Observ. on the epidemical diseases in Minorca*); Bilfinger (1763, *Du Tétanos*); De Haen (1765, *Ration medend.*, etc., part. X, cap. iv); Whytt (1765, *Observat. on the nature, cause and cure of those desorders, which have been commonly called nervous, hypochondriac, or hysteriac*); Lind (1768, *Essays on diseases accidental to Europeans in hot climates*); Ackermann (1775); Chalmer, (1776, *An account on the weather and diseases of south Carolina*);

W. Tr'nka de Krzowitz (1777, *Du Tétanos*). Plus près de nous, Cullen, Monro, Bajon, Pouppée-Desportes, Cochrane, Wilson, Suringar, Moseley, Siebold, Dazille, Percy, Laurent, Lombard, Valentin, Heurteloup, Pescay, Boyer, Pinel, Rusch, Dupuytren, Richerand, Desgenettes, et ce héros de l'humanité suivant partout le génie de la guerre, Larrey enfin, qui en a tellement bien établi le diagnostic, qu'il est impossible aujourd'hui de méconnaître le tétanos.

Dans ces derniers temps, MM. Bégin, Rochoux, Matuszinski, Curling, Cezeischzold, Allançon (*Thèses de Paris*, 1832, n° 132); Regard (*Thèses de Paris*, 1834, n° 65); Thomassin (*Thèses de Paris*, 1835, n° 193); Féron (*Thèses de Paris*, 1836, n° 11); Dauga (*Thèses de Paris*, 1836, n° 296); Néris-Mondésir (*Thèses de Paris*, 1842, n° 63); Droulon (*Thèses de Paris*, 1844, n° 42); Salles-Jourdanet (*Thèses*, 1846, n° 142); Thore (*Archives générales de médecine*, année 1845, t. VIII); Bresse (*Thèses*, 1848, n° 219); Isnard (*Thèses* 1849, n° 31), etc., ont publié d'intéressants travaux sur ce sujet, mais nous devons déclarer que les observations les plus nombreuses sont dues aux chirurgiens militaires, qui, suivant les traces de Larrey, ont donné à leur art un éclat qui ne le cède en rien à celui de la chirurgie civile.

DIVISIONS. — VARIÉTÉS. — Les auteurs ont imposé au tétanos une foule de divisions et de variétés, le plus souvent indiquées par des noms plus ou moins barbares.

Relativement à l'âge, on l'a divisé en tétanos des nouveau-nés et tétanos des adultes. Les causes ont ensuite fourni des subdivisions; on le dit traumatique quand il se manifeste à la suite des solutions de continuité ou des opérations chirurgicales; spontané ou essentiel, quand il se manifeste dans d'autres circonstances. Il est général lorsque tous les muscles destinés aux mouvements volontaires sont pris ; partiel si l'état spasmodique se fixe à une partie quelconque du système musculaire. Hippocrate admettait trois espèces de tétanos ; Rochoux l'a divisé en symptomatique et en essentiel. Capuron, prenant pour base les causes qui lui ont donné lieu, en reconnaît quatre variétés : 1° celui des nouveau-nés ; 2° celui qui est dû à une vive irritation ; 3° celui qui a pour cause des affections morales, comme la colère, la frayeur ; 4° celui qui provient d'une irritation interne.

Le tétanos a encore reçu des dénominations diverses, selon les différentes parties qu'il a envahies. Le tétanos tonique, général ou vrai, est celui qui affecte tous les muscles ; dans ce cas, le corps, depuis la tête jusqu'aux pieds, est droit et roide, au point qu'il paraît formé d'une seule pièce ; on ne peut soulever une partie sans imprimer un mouvement de totalité au malade ; les doigts cependant ne perdent pas toujours leur entière liberté. Cette espèce se manifeste après de fortes commotions, des crampes violentes, à la suite d'un délabrement considérable des parties molles et osseuses, ou des hémorrhagies très-abondantes.

Le tétanos prend le nom de trismus, τρισμὸς, lorsque la contraction spasmodique est bornée aux muscles qui meuvent la mâchoire inférieure, à savoir les temporo-maxillaires, zygomato-maxillaires, grands et petits ptérygo-maxillaires et mastoïdo-géniens. Dans ce cas, les arcades dentaires sont fortement serrées l'une contre l'autre, le malade est dans l'impossibilité d'ouvrir la bouche. Plusieurs auteurs considèrent le trismus comme le premier degré de l'affection tétanique.

Le trismus lui-même a donné lieu à des variétés : on le nomme trismus tonique, lorsque ses contractions sont per-

manentes; il est clonique lorsqu'elles cessent par intervalles et qu'elles permettent des mouvements. Il prend le
nom de strabisme quand ce sont les muscles de l'œil qui
sont affectés; de torticolis quand ce sont ceux du cou et en
particulier les sterno-cléido-mastoïdiens.

On le nomme prosthotonos ou pleurosthotonos (πλευρόσθεν,
de côté, τόνος, tension), droit ou gauche, quand le corps
est fléchi sur l'un ou l'autre côté. C'est la variété la plus
rare, et le tétanos latéral de Sauvages.

Il prend le nom d'opisthotonos (ὄπισθεν, en arrière, τόνος,
tension), quand les muscles de la partie postérieure du cou
et du tronc sont principalement affectés.

L'emprosthotonos (ἔμπροσθεν, en avant, τόνος, tension) est
cette variété dans laquelle les muscles de la partie antérieure du cou, de la poitrine, de l'abdomen et du bassin
sont contractés et courbent le tronc en avant, de sorte que
le menton est, pour ainsi dire, accolé à la poitrine; les extrémités supérieures sont roides, rapprochées l'une de
l'autre; les inférieures sont tendues. Cette forme était connue des anciens. Larrey dit qu'il survient ordinairement à
la suite de la lésion des nerfs de la partie antérieure du
corps, de même que l'opisthotonos peut être attribué à la
lésion des nerfs de la partie postérieure.

Ces variétés reçoivent en outre diverses dénominations,
suivant les causes qui les ont produites; ainsi le trismus
est dit traumatique lorsqu'il est causé par des blessures, des
contusions, etc.; vermineux, lorsqu'il est dû à la présence
des vers dans le tube intestinal; sthénique, quand il peut
être attribué à la réplétion, ainsi qu'Ambroise Paré l'a dit;
asthénique, s'il est dû à l'inanition du même auteur.

On a remarqué que le tétanos produit par le froid, l'humidité, une variation de température ou quelque affection

morale se développe brusquement ; tandis que celui qui survient à la suite d'une solution de continuité, ou après la lésion d'un nerf, se manifeste plus lentement, n'arrivant même quelquefois qu'à l'époque de la cicatrisation de la plaie.

Eu égard à l'intensité de ses symptômes et à la rapidité de sa marche, le tétanos a été divisé en très-aigu, c'est celui qui tue d'une manière rapide.

Whytt vit une jeune fille mourir en dix-huit heures ; Wepfer a vu un enfant succomber en une demi-heure à cette terrible affection. Duval de Senlis (1785) rapporte l'histoire d'un jeune homme qui périt en trente heures. Marjolin a cité l'observation d'un jeune homme qui succomba en trente heures à une affection tétanique, survenue à la suite d'une plaie par déchirure au scrotum, produite par un échalas. Le docteur Robinson, d'Edimbourg, a rapporté un cas très-remarquable ; c'est celui d'un nègre qui, s'étant fait au pouce une écorchure avec un morceau de porcelaine, fut pris immédiatement du tétanos et mourut en un quart d'heure. On trouve dans la *Revue médicale* de 1827 un cas de tétanos dans lequel la mort arriva en vingt-quatre heures.

Fournier-Pescay parle d'un soldat qui mourut en quatorze heures. En mai 1843, Bérard jeune vit mourir du tétanos, en treize heures, une femme entrée à la Pitié pour une gangrène de la jambe.

Le tétanos aigu est celui qui fait périr en quelques jours. Au rapport de Dazille, dans les colonies, les négrillons périssent du quatrième au cinquième jour ; et tous les individus qui en sont pris ne vivent guère au delà du sixième au septième jour.

Le tétanos chronique est celui qui dure jusqu'au douzième jour et au delà. On cite une femme qui fut affectée pendant plusieurs années d'un trismus attribué à l'usage continuel qu'elle avait fait des eaux hydrosulfureuses pour se guérir de la goutte. Arétée, Forestus, Kerkringius, Wepfer, Valisnerius, rapportent des exemples de tétanos qu'on ne put guérir pendant la vie des malades, dont la mort fut amenée par une autre maladie.

Dance a laissé quatre observations de tétanos intermittent, se produisant sous la forme d'accès réguliers accompagnés de flexion des membres thoraciques et d'extension des extrémités abdominales. Des sueurs terminaient ces accès, qui étaient annoncés seulement par de la fatigue et de l'engourdissement. Le pouls était fébrile, la peau chaude, la face vultueuse. Dans les quatre cas, la maladie eut une issue heureuse et spontanée.

Tr'nka a parlé de tétanos continus, rémittents et intermittents.

Pour nous, quelle qu'en soit la cause, quelle que soit la position anatomique des muscles contractés et maintenus dans cet état de spasme, le tétanos est toujours de nature identique, et ne pourrait être soumis utilement à des conditions scolastiques. Ne désignant pas des maladies d'une espèce différente, les variétés dont nous venons de parler ne sont que l'expression des divers degrés et des diverses formes sous lesquelles cette affection peut se présenter. La division en très-aigu, aigu et chronique mérite seule de l'importance pour le pronostic. Cependant nous croyons devoir appeler tétanos secondaire celui qui se développe plus ou moins longtemps après la guérison d'une solution de continuité, réservant le nom de primitif à celui qui apparaît dans les premiers jours. Du reste, nous pensons que la connaissance des causes, l'intensité des symptômes, la constitution et l'âge des individus atteints de cette terrible affection peuvent seuls permettre de se prononcer avec moins d'incertitude.

ANATOMIE PATHOLOGIQUE.—Malgré les belles descriptions que nous ont laissées les anciens, un voile impénétrable a longtemps dérobé la nature et le siége du tétanos à la connaissance des praticiens, et aujourd'hui, malgré les remarquables progrès de l'anatomie pathologique, on reste encore dans l'incertitude.

Hippocrate, Arétée, Celse, n'ont rien précisé sur cette partie de l'histoire du tétanos. Sauvages, Cullen, Pinel et la plupart des écrivains modernes l'ont considéré comme une névrose; d'autres, le professeur Rhus, de Philadelphie, par exemple, l'ont regardé comme une lésion de la débilité, et sont partis de ce point indéterminé pour adopter autant de méthodes curatives que leur imagination a pu leur en présenter. Boyer avoue lui-même l'ignorance où l'on est sur ce sujet, lorsqu'il dit : « L'ouverture des corps, si propre à « nous faire connaître la cause et le siége des maladies, ne « nous apprend rien relativement à celle-ci. » (Boyer, *Maladies chirurgicales*, t. Ier, p. 288.)

Néanmoins, d'après les travaux les plus récents, les autopsies faites dans ces derniers temps avec le plus grand soin tendraient à établir que cette affection est due à une phlegmasie de l'encéphale, de son prolongement rachidien et de leurs méninges.

Tout trouble fonctionnel portant à chercher des lésions dans les organes qui sont le siége de la fonction troublée, on devait chercher quelles étaient, dans le tétanos, les fonctions perverties. Ce sont celles de la motilité. Il existe bien, il est vrai, des troubles de la fonction respiratoire et de la sensibilité générale, mais ces perturbations ne sont que

secondaires ; le fait capital est celui de la contracture musculaire. Or, quels organes desservent cette fonction? Ce
sont d'une part les muscles et de l'autre les nerfs, agents
intermédiaires entre les muscles et les centres nerveux. On
a donc été conduit naturellement à rechercher dans ces trois
systèmes les lésions auxquelles on peut rapporter la maladie
en question. Les recherches assez nombreuses ont donné
les résultats suivants :

Lésions des centres nerveux.—Les lobes cérébraux, en
tant qu'organes présidant à la volonté, ne sont sans doute
pas étrangers à la production du mouvement, mais comme
il ne s'agit ici que de mouvements convulsifs, nécessaire-
ment et irrésistiblement soustraits à l'influence de la volonté, les observateurs les ont, en général, négligés. Le
bulbe rachidien, la moelle épinière, particulièrement les
faisceaux antérieurs qui, ainsi que tout le monde le sait,
président spécialement aux mouvements et les méninges
ont surtout attiré l'attention.

Thomson, de Philadelphie, et Gœlis, de Vienne, consta-
tèrent souvent l'inflammation du bulbe rachidien chez les
nouveau-nés morts du trismus. Galien, Fernel, Willis et
Hoffmann avaient avancé que le siége du tétanos était dans
la moelle épinière ; et Morgagni, dans les trois observations
qu'il rapporte de cette maladie, signale la rougeur des méninges dans le crâne et une quantité notable de sérosité dans
le canal rachidien.

M. Monod et plusieurs autres médecins ont dit qu'il existait constamment dans le tétanos un trouble fonctionnel
des faisceaux du nerf de la cinquième paire, dévolu aux
mouvements involontaires, et qui, partant de la portion
ganglionnaire de ce nerf, se rendent aux mâchoires, d'où le

trismus. (Le nerf de la cinquième paire peut être suivi à son origine jusqu'au bulbe rachidien.)

Fournier-Pescay trouva, après la mort de plusieurs individus qui avaient succombé au tétanos, du sang encore fluide épanché entre la dure-mère et la pie-mère. Presque toujours, les vaisseaux de cette dernière membrane étaient gorgés de sang ; souvent il a vu la masse cérébrale affaissée. Dans un grand nombre de cas, les vaisseaux du poumon remplis de sang et la muqueuse gastro-intestinale phlogosée ; mais il ne paraît pas avoir dirigé son attention du côté de la moelle vertébrale, car il n'en fait pas mention.

On trouve une observation peu détaillée de ramollissement inflammatoire de la moelle et de ses enveloppes dans les *Archives générales de médecine* (1825) ; elle est extraite des travaux de la Société de médecine de Bordeaux.

Dans un tétanos traumatique suivi de mort, observé par M. Combettes, à l'hôpital Saint-Antoine, les membranes spinales étaient rouges, injectées ; la moelle rachidienne parcourue par des vaisseaux gorgés de sang rougeâtre et flottants dans une grande quantité de sérosité. (*Journal des Progrès*, tome IV.)

M. Thomas Bayne, rapporte l'autopsie suivante d'un sujet tétanique : tout le système veineux du rachis était gorgé de sang, la dure-mère était d'un rouge foncé tirant sur le violet en quelques endroits ; la pie-mère, dans toute son étendue, était plus vasculaire que dans l'état normal, devenait de plus en plus rouge à mesure que l'on descendait ; et les deux ou trois derniers pouces de la portion dorsale offraient la rougeur de l'inflammation sans interruption. Dans la moitié inférieure de la moelle épinière, on voyait bien trois petites lames blanches, dures, qui paraissaient fixées contre l'arachnoïde de la pie-mère.

Sur un autre sujet qui succomba à un tétanos occasionné par une fracture compliquée, on trouva la moelle épinière parsemée de lamelles semblables, tous les vaisseaux de la pie-mère gorgés de sang et tortueux ; mais on ne put savoir à quelles membranes elles appartenaient, quoique M. Bayne ne doutât point qu'elles n'appartinssent à l'arachnoïde. (*Archives générales de médecine*, juillet 1820 ; *Revue médicale*, septembre 1820.)

En 1823, au siége de Pampelune, un officier atteint d'une brûlure à la face succomba au tétanos. A l'autopsie, on trouva l'arachnoïde cérébrale et la pie-mère parcourues par des vaisseaux gorgés de sang. La pulpe encéphalique paraissait exempte d'altérations notables; les ventricules latéraux contenaient une assez grande quantité de sérosité. La moelle épinière, examinée dans toute son étendue, présenta ses enveloppes injectées jusqu'à la partie moyenne de la région dorsale, elles étaient le siége d'une inflammation manifeste; la moelle elle-même offrait un point de ramollissement à la partie inférieure de la région cervicale dans l'étendue d'un pouce ; le canal vertébral renfermait une grande quantité de sérosité. (Regard, *Thèse inaugurale*, 1835.)

A l'hôpital de Cambrai, un soldat atteint de blessures graves fut pris de tétanos, auquel il succomba. A l'autopsie, on trouva les altérations suivantes : injection des vaisseaux de la surface cérébrale plus considérable au cervelet, ventricules dépourvus de sérosité. La moelle épinière, examinée dans toute son étendue, présenta ses enveloppes injectées jusqu'à la partie moyenne de la région dorsale. Il existait un ramollissement notable et une désorganisation manifeste de toutes les portions de la substance médullaire qui correspondaient à la transsudation sanguine. Une grande quantité de sérosité occupait la région inférieure du canal rachidien. (Regard, *Thèse*, 1835.)

M. Van de Keer, interne des hôpitaux, consigna en 1825, dans le *Bulletin de la Société médicale d'émulation*, l'observation d'un individu mort du tétanos, dont l'examen anatomique permit de voir l'arachnoïde et le tissu cellulaire sous-arachnoïdien enflammés dans les ventricules latéraux, au sommet comme à la base du cerveau; dans le canal vertébral, le tissu de la moelle était ramolli.

Le professeur Uccelli, de Florence, rapporte qu'un homme se fit, près du tendon d'Achille, une plaie qui intéressa l'artère tibiale postérieure; on lia l'artère, la gangrène s'empara du membre, le tétanos survint, puis la mort. A l'autopsie, on trouva les membranes de l'encéphale injectées et une exsudation pseudo-membraneuse entre la moelle et ses enveloppes. (*Archives générales*, juin 1824.)

La *Bibliothèque médicale* et le *Journal universel des sciences médicales* contiennent plusieurs faits analogues.

Un tétanos gagné par refroidissement a fourni à M. Poggi, d'Udine, l'état suivant, à l'autopsie : cerveau et annexes sains, quantité de sérosité dans le canal rachidien, injection de la pie-mère spinale plus considérable sur la face antérieure que sur la face postérieure de la moelle épinière. Celle-ci, dans toute l'étendue de sa moitié antérieure, présentait de petits renflements qui variaient de grosseur, depuis celle d'un grain de millet jusqu'à celle d'une lentille. Toute la moitié antérieure était molle, convertie en une substance pultacée, entièrement formée par l'agglomération des renflements globuleux qui viennent d'être décrits ; sa coloration d'un blanc jaunâtre. A l'intérieur, elle était semée çà et là de petits points rouges ; la moitié postérieure tout à fait dans l'état normal ; l'altération se bornait à la substance blanche, la grise était intacte. Les filets d'origine des nerfs rachidiens antérieurs étaient sensiblement diminués de grosseur, d'un blanc jaunâtre, mous, se déchirant facilement, et plusieurs d'entre eux présentaient des renflements semblables à ceux de la moelle. Les nerfs postérieurs étaient sains. (*Archives générales de médecine*, t. XVIII.)

M. Allançon a recueilli un cas dans lequel la moelle rachidienne présentait une injection très-prononcée; il en était de même de la pie-mère, dans la région dorsale. En ce point, la couche médullaire était devenue jaunâtre, et s'était transformée en une matière pultacée; de la sérosité était épanchée vers la partie la plus déclive; le cerveau d'ailleurs était sain. (*Thèse*, 1832, n° 132.)

La *Bibliothèque médicale* renferme une observation communiquée par M. Monod à la Société anatomique; une partie de l'épaisseur de la moelle était diffluente, depuis la quatrième vertèbre cervicale jusqu'à la cinquième dorsale.

Dans les *Transactions du Collége des médecins d'Irlande*, on a figuré la moelle épinière d'un individu mort du tétanos; outre une injection prononcée des vaisseaux de la moelle, la substance de cette dernière est complétement détruite au niveau des neuvième et dixième vertèbres dorsales.

On trouve deux faits de ce genre dans la thèse de M. Clot, un autre est cité par M. Gendrin, un autre dans l'ouvrage de Barbier, d'Amiens.

Dans le tome V des *Mémoires de la Faculté*, on trouve l'observation d'un homme atteint de tétanos qui mourut au mois de décembre. L'autopsie, faite trente-six heures après la mort, permit de voir une rougeur de la face externe de la dure-mère; l'arachnoïde, qui tapissait la face interne, était d'un rouge foncé. Dupuytren crut y apercevoir un peu de pus. Les prolongements nerveux qui accompagnaient les nerfs offraient la même couleur; la portion d'arachnoïde qui recouvre la moelle était peu enflammée ; la substance de la moelle était très-ramollie.

Larrey rapporte dans sa *Clinique chirurgicale* que, dans un grand nombre d'autopsies faites avec le plus grand soin dans diverses contrées, et surtout dans les hôpitaux de Louvain, après la fatale bataille de Waterloo, il a constamment trouvé des traces bien évidentes d'inflammation sur la moelle épinière, avec épanchement plus ou moins sensible de sérosité rougeâtre dans le rachis.

La *Lancette française* (12 juillet 1829) contient une observation de tétanos traumatique, recueillie à l'hôpital de la Charité, dans le service de Marjolin.

Le tétanos se déclara le 23 avril, à la suite d'une lésion grave de l'articulation fémoro-tibiale; les accidents furent inutilement combattus au moyen des antispasmodiques. La mort étant arrivée le quatorzième jour, à l'autopsie on trouva le cerveau, le cervelet et la moelle épinière fortement injectés, les membranes qui revêtent ces organes offraient une rougeur prononcée.

En 1834, M. le professeur Bouillaud a observé, sur un sujet mort du tétanos dans son service, les faisceaux antérieurs de la moelle ramollis, et dans le péricarde, du pus résultant d'une inflammation locale, dont les signes avaient été obscurcis par ceux du tétanos.

Les mêmes altérations existaient sur un sujet mort au Val-de-Grâce dans la division de M. Bégin, et dont toutes les parties du corps furent examinées par lui avec beaucoup de soin. (*Dict.* en 15 volumes, v° TÉTANOS.)

M. Luidgi Fruschini, de Ravennes, trouva à l'autopsie d'un tétanique une congestion sanguine cérébrale remarquable : ramollissement de la moelle épinière au niveau des pyrami des antérieures; injection notable à l'origine des nerfs pneumo-gastrique, glosso-pharyngien et accessoire de Willis, surtout du côté gauche; injection dans le reste de l'organe, excepté vers la portion lombaire; dans la région cervicale, il existait en outre un ramollissement à droite. Injection autour de plusieurs ganglions nerveux, dans le ganglion cervical supérieur du grand sympathique. (*Gazette médicale de Paris*, 1839, n° 51.)

M. Farini parle d'un tétanos dont l'examen cadavérique montra dans la moelle un ramollissement de toute la portion lombaire, entièrement désorganisée dans les nombreuses ramifications qui forment la queue de cheval; de la sérosité entre elle et ses enveloppes; les vaisseaux étaient engorgés de sang. Rien n'existait dans le cerveau.

Sur dix-sept cadavres de tétaniques, M. Dubreuil trouva trois fois un dépôt de matières blanchâtres et solides entre l'arachnoïde et la moelle épinière; sur les quatorze autres, il observa une congestion plus ou moins forte.

M. Thore a rencontré, à la suite d'un cas de mort par le trismus, les lésions suivantes : dans toute l'étendue des régions cervicales et dorsales du rachis, une couche de caillots sanguins, aplatis et comme écrasés; aucune trace d'épanchement sanguin dans la cavité de l'arachnoïde. Le tissu sous-arachnoïdien était fortement congestionné et couvert de stries d'un rouge foncé; la moelle était parfaitement saine, ne présentant ni injection ni ramollissement. (*Archives générales de médecine*, 1845, p. 210.)

Siebold observa un cas de tétanos avec épanchement sanguin dans les méninges rachidiennes et inflammation de la moelle.

Hinterberger a recueilli dix faits analogues.

Abercrombie ne trouva à l'ouverture du cadavre d'un

enfant de sept ans, qui avait succombé à des convulsions tétaniques, qu'un caillot très-ferme et long, placé à la partie postérieure du canal rachidien, entre les os et les membranes.

D'Outrepont observa six fois l'inflammation de la moelle avec épanchement sanguin.

M. Matuszinski, sur vingt autopsies de tétaniques, trouva dans seize cas un épanchement de sang noirâtre et liquide ou demi-coagulé, entre la dure-mère et le canal osseux. La pie-mère était constamment injectée et souvent épaissie. Deux fois la moelle était très-rouge, une fois ramollie, une fois indurée. Dans tous les autres cas, malgré la présence de l'épanchement, la texture, la couleur et la résistance de la moelle étaient sans altération. (*Gazette médicale de Paris*, 1837.)

Billard (p. 691), dans les deux cas de tétanos qu'il a recueillis, n'a trouvé qu'un épanchement sanguin très-abondant exhalé entre les deux feuillets de l'arachnoïde, depuis la moelle allongée jusqu'à la région sacrée.

Ollivier, dans la note qui complète l'indication fort sommaire de Billard, pense que l'hématorachis donne constamment lieu à des phénomènes tétaniformes.

Sur deux femmes mortes, l'une le cinquième, l'autre le neuvième jour d'une pneumonie, après avoir présenté toutes deux le serrement tétanique des mâchoires et les soubresauts des tendons, M. Pinel fils a trouvé une teinte rosacée, rouge et violette de plusieurs circonvolutions cérébrales, et surtout de la substance corticale. (*Bulletin de la Société médicale d'émulation*, juin 1821.)

Dans le seul cas de tétanos observé à l'hôpital du Gros-Caillou, sur les blessés de juillet 1830, on trouva à l'autopsie, outre les lésions propres à la blessure, les cordons nerveux qui, de la plaie, se rendaient au rachis, présentant une teinte rougeâtre assez manifeste, ainsi que les ganglions des trous de conjugaison. Plus, un épanchement sanguin dans toute la longueur du cordon rachidien, entre les deux feuillets de l'arachnoïde; la substance médullaire était elle-même infiltrée de sang. Le cerveau ne fut pas examiné. Les autres viscères n'étaient le siége d'aucune altération notable.

La nécropsie d'un tétanos traumatique a fourni à M. Paradis : dans le cerveau, injection des vaisseaux de la surface externe, ventricule contenant une petite quantité de sérosité très-peu teinte en rouge; l'arachnoïde qui la tapisse paraissait être dans un état naturel. Moelle épinière; le tissu cellulaire lâche, qui entoure la dure-mère, avait ses vaisseaux sanguins gorgés de sang, surtout ceux qui s'enfoncent dans le corps des vertèbres par leur face postérieure. La dure-mère elle-même ne présentait rien de remarquable, mais après qu'on l'eut fendue, et qu'on eut ainsi mis à découvert l'arachnoïde, on aperçut sur celle-ci une très-forte injection, qui, commençant en haut de la moelle allongée, allait jusqu'à son tubercule inférieur, et se prolongeait plus ou moins loin sur chacune des divisions de la queue du cheval.

En 1842, on observa dans le service de M. le professeur Velpeau, à l'hôpital de la Charité, un homme qui fut atteint d'un tétanos consécutif à une piqûre du pied. La violence des accidents le fit succomber promptement. A l'autopsie, M. Néris-Mondésir constata une rougeur vive du cerveau, fortement injecté à sa surface et pointillé dans son intérieur. Le cervelet et la protubérance annulaire offraient le même aspect; la portion lombaire de la moelle rachidienne était ramollie, diffluente et entourée de membranes inflammatoires. Plus on remontait, moins cette différence était marquée, partout ailleurs de la rougeur. Toutes les ramifications de la queue de cheval étaient fortement injectées. (Néris-Mondésir, *Thèse*, 1842.)

Dans un cas observé dans le service de Breschet, à l'Hôtel-Dieu, par M. Imbert-Goubeyre, en 1841, sur une brunisseuse âgée de 22 ans, qui s'était fracturé la jambe en se jetant par la fenêtre d'un troisième étage, on trouva à l'autopsie, faite cinquante heures après la mort, le cadavre dans un état de rigidité cadavérique assez prononcé.

En dehors de la dure-mère rachidienne, une collection d'un liquide sanguin, noir, sans caillots, occupant cinq à six pouces du canal vertébral dans sa portion inférieure.

Dans la partie correspondante à la queue de cheval, la dure-mère considérée à l'extérieur offrait une coloration rose générale, avec des injections capillaires partielles. Dans l'espace angulaire que forment les nerfs les plus élevés de cette queue, en se détachant de la dure-mère, il existait de petites injections avec ecchymoses.

Au niveau du renflement lombaire, les ecchymoses et les injections capillaires existaient toujours dans l'aisselle des paires rachidiennes de chaque côté. Dans le reste de la portion dorsale, les injections capillaires et les ecchymoses formaient un cercle complet au point d'émergence des paires de nerfs. Cette disposition existait à des degrés différents, mais elle était moins marquée à gauche qu'à droite, où les ecchymoses se réunissaient pour former une ligne d'un rouge pâle qui occupait tout le côté droit antérieur de la portion dorsale de la dure-mère. Dans la région cervicale, les injections capillaires et les ecchymoses étaient moins marquées au point d'émergence.

Comme la face externe, la face interne de la dure-mère présentait une coloration rosée générale marquée surtout dans les points où elle est traversée par les paires rachidiennes.

La moelle entourée de la pie-mère et du feuillet viscéral arachnoïdien était affaissée sur elle-même dans ses deux tiers supérieurs, tandis qu'elle avait conservé sa forme cylindrique dans le reste de son étendue.

Les vaisseaux spinaux antérieurs étaient moins distincts dans la portion affaissée et aplatie que dans la portion cylindrique. Dans cette dernière partie ils étaient gorgés de sang, qu'on faisait refluer de bas en haut par une légère pression. Ce reflux de sang déterminait une ecchymose au niveau de la portion dorsale ramollie, comme si les vaisseaux étaient perforés ou détruits. Il y avait sur chaque nerf de la queue de cheval, à sa face antérieure, un vaisseau longitudinal plein de sang qu'on pouvait faire refluer dans les vaisseaux spinaux antérieurs.

Les nerfs rachidiens qui naissent directement de la moelle étaient légèrement rosés et moins consistants qu'à l'état normal. Dans toute la portion affaissée de la moelle, il existait un ramollissement notable, presque crémeux en certains endroits, en même temps qu'une coloration légèrement jaunâtre. Ce ramollissement était peut-être plus marqué sur les faisceaux antérieurs. La moelle était blanche; à l'intérieur, ses sillons étaient presque complétement disparus. Dans cette portion ramollie, on ne pouvait enlever la pie-mère de la moelle sans enlever en même temps de la substance médullaire. Ces adhérences se rencontraient sur toute la circonférence de la moelle. La pie-mère et le feuillet viscéral arachnoïdien paraissaient épaissis. Le liquide céphalo-rachidien était en abondance normale.

Le tiers inférieur de la moelle qui avait conservé sa forme cylindrique offrait aussi une diminution de consistance,

mais moindre que dans les deux tiers supérieurs. Les faisceaux postérieurs étaient également ramollis.

Vue par dedans, la pie-mère était parsemée de petits
vaisseaux capillaires injectés. Toute la partie postérieure
de la pie-mère et du feuillet viscéral arachnoïdien était
très-injectée et sans trace d'amalgame.

La dure-mère qui enveloppe l'encéphale offrait ses sinus
gorgés de sang. Elle adhérait intimement aux lobes antérieurs et moyen gauche qui étaient ramollis.

Le ramollissement de la moelle épinière se continuait au
niveau du trou occipital et se limitait au-dessous des pyramides antérieures. Le bulbe rachidien n'était pas ramolli,
tandis que les faisceaux qui limitaient le *calamus scriptorius*
l'étaient.

Les hémisphères cérébelleux étaient mous et flasques ; la
protubérance annulaire et les pédoncules cérébraux avaient
leur consistance normale, ainsi que les éminences, *nates et
testes*, tandis que les processus, *à cerebello ad testes*, étaient
très-ramollis ; sur toute la surface externe des hémisphères
cérébraux, et principalement au niveau du lobe moyen droit,
il existait une pie-mérite très-marquée, avec vascularité et
suffusion sanguine des membranes, piqueté persistant et
ramollissement de la surface des circonvolutions. La pie-
mérite était moins marquée à la face interne verticale et à
la base des hémisphères. Les lobes antérieur et moyen du
côté gauche étaient ramollis et presque diffluents. Les
vaisseaux de la scissure de Sylvius étaient très-injectés ; les
insula de Reil ramollis ; les vaisseaux des deux ventricules
latéraux étaient pleins de sang et offraient peu de sérosité ;
les couches optiques n'étaient pas ramollies à leur surface,
mais elles l'étaient un peu en dedans. La substance grise

de la corne d'Ammon était aussi ramollie. (*Gazette médicale de Paris*, 2 juillet 1842.)

Lors de l'épidémie de trismus des nouveau-nés observée à la maison d'accouchement de Stockholm, en 1835, M. Cederschzoeld trouva généralement à l'ouverture des cadavres une réplétion et une distension marquée des vaisseaux et des sinus de la dure-mère. Les vaisseaux cérébraux étaient également congestionnés, et dans quatre cas on trouva quelques plaques pseudo-membraneuses disséminées, de la largeur de quelques millimètres à un et deux centimètres, sur l'arachnoïde de la base, et dans trois cas, celle de la convexité offrait, outre l'injection des vaisseaux, une teinte opaline très-marquée dans les points où elle correspondait à l'intervalle des circonvolutions. Dans la moelle épinière et les membranes qui étaient saines, les vaisseaux sanguins étaient également congestionnés; leurs parois semblaient altérées. On trouva quelquefois une demi-cuillerée de sérosité jaunâtre dans les ventricules. Les organes cérébraux n'offraient pas d'autres altérations (*Zeitschrift für Geburtskande* de Siebold, Ritgen et d'Outrepont, 1841, t. X, n° 3). Dans le péricarde on trouva, dans dix cas, de demi-cuillerée à une cuillerée de sérosité. Le cœur et les gros vaisseaux étaient généralement sains, mais remplis de sang liquide; les poumons affaissés et peu remplis d'air; ils paraissaient même n'avoir pas atteint leur complet développement; ils surnageaient cependant à l'eau et se laissaient facilement insuffler. Généralement gorgés de sang, il y avait quelques endroits qui en étaient complétement privés. Le foie était volumineux et congestionné. Les vésicules étaient généralement pleines d'une bile qui avait quelquefois une teinte rougeâtre.

Chez un homme mort de tétanos à l'hôpital Beaujon, six

jours après une opération d'hydrocèle, en 1851, M. Huguier trouva les méninges légèrement injectées, le liquide encéphalo-rachidien n'offrant rien de particulier; le cerveau et la moelle d'une consistance normale. Les ventricules du cerveau renfermaient une petite quantité de sérosité légèrement rosée; il y avait congestion violente de toute la masse encéphalique, particulièrement de la substance grise; la blanche était un peu rosée et fortement piquetée de rouge; ce qu'il y avait de remarquable, c'était la violente congestion d'un rouge violacé de toute la substance de la protubérance annulaire, de telle sorte que les épanouissements nerveux qui la traversent étaient tout aussi visibles que si on les eût dessinés pour une démonstration anatomique.

La moelle épinière, dans toute sa longueur et son épaisseur, plutôt qu'à sa surface, était le siége de la même teinte d'un rouge violet. (*Société de chirurgie*, 13 septembre 1851.)

M. Longet, dans son magnifique travail sur le système nerveux, a consigné les résultats de quelques nécropsies faites assez récemment. Dans tous les cas qu'il rapporte, le ramollissement des faisceaux antérieurs de la moelle épinière s'est montré d'une manière constante.

Lésions des nerfs.—MM. Lepelletier et Dumas ont décrit une inflammation du névrilème. Un jeune homme de dix-sept ans est pris de tétanos, à la suite d'une eschare développée au sacrum dans le cours d'une longue maladie. Le sujet succombe et l'autopsie montre le sacrum dénudé dans plusieurs points ; les nerfs sacrés découverts par cette ulcération, le sciatique surtout, dans une assez grande étendue, offrent des taches d'un rouge vermeil et des stries nombreuses de la même couleur. Coupés transversalement, ils laissent apercevoir une multitude de points rouges qui ne sont autre chose que les ouvertures béantes de petits vaisseaux remplis de sang. Tous ces vestiges de phlegmasie ont leur siége dans le névrilème qui forme, soit l'enveloppe des cordons, soit celle des filets nerveux. En pressant chacun de ces nerfs, il s'est écoulé une grande quantité de sang. (Lepelletier, *Revue médicale*, 1827, t. IV.)

La *Gazette médicale* de 1838 a donné l'analyse d'un mémoire du docteur Friederich ; dans plus de trente observations accompagnées d'autopsies faites avec soin, l'auteur a trouvé des traces d'inflammation sur les nerfs.

M. Lepelletier a encore publié le fait suivant : un homme étant mort du tétanos, à la suite d'une fracture comminutive de l'humérus, on remarqua à l'autopsie, que le névrilème des nerfs médian et cubital était rouge et enflammé jusque dans le plexus.

Larrey, en rapportant la mort du fils du général Darmagnac, qui succomba au tétanos traumatique, survenu après l'amputation du bras, dit qu'il trouva le nerf médian compris dans la ligature de l'artère, et il ajoute que l'extrémité du nerf était tuméfiée et rougeâtre.

Hutin père rapporte qu'en 1814, à l'hôpital civil de Joinville (Haute-Marne), on reçut un grand nombre de soldats blessés au combat de Saint-Dizier ; l'un d'eux avait eu le bras fracturé comminutivement à son tiers inférieur, l'avant-veille de son entrée, et la gangrène envahissait le membre. Le tétanos vint encore compliquer cet état, déjà si fâcheux. L'amputation ne remédia pas au mal, et la mort survint quelque temps après. En examinant l'état de la blessure, on trouva une balle ramée, qui, après avoir largement déchiré les parties molles et brisé l'humérus, s'était enclavée dans le fragment inférieur de celui-ci, de telle sorte que la double maille de fil de fer unissant les deux segments métalliques formait un pont au nerf cubital et le pressait contre l'os.

Au rapport du docteur Fouilhoy, les chirurgiens de la marine voient quelquefois des faits analogues, lorsque dans un combat naval, un boulet arrache un éclat de bois au navire, et le lance avec force dans un membre; il n'est pas très-rare alors de trouver des nerfs, des vaisseaux, des tissus de toute espèce pincés par cet éclat de bois, qui peut être à cheval sur eux, comme se place sur une corde, la petite fourche dont les blanchisseuses se servent pour étendre le linge et le faire sécher.

M. Jobert de Lamballe a constamment rencontré sur les cordons nerveux, et quelquefois sur les points correspondants des troncs d'où ils naissent, une altération de tissu évidente; sur un homme amputé à l'hôpital Saint-Antoine, qui succomba au tétanos, les nerfs étaient fortement colorés, rouges; le lavage ne pouvait leur enlever cette couleur qui existait seulement dans l'épaisseur du névrilème et nullement dans la pulpe. Sur les blessés de juillet 1830, auxquels cet habile observateur prodigua ses soins avec un zèle qui depuis longtemps est trop connu pour avoir besoin d'éloges, les mêmes résultats furent signalés.

Dans le cas de Breschet, les nerfs sciatiques coupés tous deux à leur sortie du petit bassin d'un côté, et au creux poplité de l'autre, ont donné lieu aux observations suivantes. Le nerf sciatique droit, c'est-à-dire celui du membre fracturé, offrait dans la région fessière une ecchymose avec caillot sanguin dans le tissu cellulaire ambiant et dans le névrilème lui-même; ecchymose qui avait plus d'un pouce d'étendue. Dans ce point le nerf était légèrement rosé, plus mat et moins consistant que le nerf sciatique gauche; après avoir enlevé le névrilème général et examiné en détail les filaments secondaires, on trouva çà et là des changements de coloration, des injections capillaires souvent linéaires, et de temps en temps de petites ecchymoses pas plus grandes que la piqûre d'une puce et de la même couleur que l'auréole qui entoure cette piqûre. Partout la consistance du nerf était notablement diminuée, il n'était plus transparent et nacré, mais terne. La coupe transversale offrait une surface ramollie, et l'on distinguait difficilement les divers filaments nerveux; ces filaments se déchiraient facilement par la moindre traction et semblaient avoir subi une longue macération. Dans certains points, en déchirant le névrilème, il y avait hernie de la substance nerveuse.

Le nerf sciatique, nerf du membre non fracturé était peu consistant, d'apparence nacrée et demi-transparente dans toute son étendue. Il offrait çà et là de petits capillaires isolés et injectés qui paraissaient bornés au névrilème général du nerf.

Le nerf médian droit, côté où l'extrémité digitale avait offert des mouvements continuels, était sain.

On trouve dans les *Bulletins de la Société anatomique*, 1826, deux observations communiquées par M. Monod. Le malade de la première observation fut pris du tétanos, à la suite de pustule maligne, auquel il succomba au bout de six jours. L'autopsie révéla entre autres choses une coloration sanguine des racines des nerfs. Les branches du nerf sciatique, qui s'en détachent au sortir du bassin et se distribuent aux muscles adducteurs, dans la région où se trouvait la pustule maligne, étaient environnées d'un lacis vasculaire très-développé, qui se propageait sur le nerf sciatique. Ce dernier offrait une teinte rougeâtre depuis son point de jonction avec le nerf précédent jusqu'à son origine.

Dans la deuxième observation, qui était encore un cas de

trismus, tous les nerfs présentaient une teinte rouge très-remarquable, résistant au lavage.

Sur un cadavre Welter trouva le nerf pneumo-gastrique comprimé et irrité par un ganglion bronchique induré.

Meyer vit le grand sympathique lésé par une plaque osseuse de la plèvre.

Lésions des muscles.—Stutz regardait le tétanos comme le résultat de l'accumulation de l'oxygène dans le système musculaire. D'autres ont quelquefois rencontré des déchirures sur les muscles affectés de spasme tétanique. Larrey, dans ses *Mémoires de chirurgie militaire*, parle de la déchirure de l'un des muscles grand droit de l'abdomen, qui se manifesta avant la mort, par une tumeur de la grosseur d'un œuf de poule, et constituée par la rétraction des fibres musculaires les plus rapprochées de la solution de continuité.

S. Coper a cité un fait analogue.

MM. Cruveilhier et Bérard aîné ont rencontré des épanchements sanguins dans les gouttières vertébrales.

Lésions diverses.— Il peut exister, indépendamment des lésions dont nous venons de parler, un état pathologique de divers autres organes, mais trop peu constant pour qu'on puisse en tirer aucune induction. Le système veineux des poumons est souvent rencontré gorgé de sang, état qui appartient sans doute à la difficulté qu'éprouve l'hématose par suite des mouvements incomplets des parois thoraciques; ce peut être même dans quelques occasions l'unique cause de la mort; il n'est pas sans exemple qu'il en soit résulté une véritable asphyxie.

Récamier a trouvé le cœur dur, contracté, entièrement vide de sang; sa membrane interne a été vue ramollie.

M. Andral a observé une rougeur très-vive de l'estomac;

d'autres ont signalé la rougeur du pharynx et de l'œsophage, dont la membrane interne était enduite d'une humeur visqueuse et rougeâtre.

En résumé, sur 52 auteurs dont nous avons recueilli les observations, 29 ont trouvé des lésions de la moelle épinière et de ses enveloppes ; 3 des altérations du cerveau ; 11 des nerfs et 4 des muscles ; 5 ont rencontré à la fois le cerveau, la moelle, et leurs membranes altérés, un seul a signalé la lésion du cerveau, de la moelle et des nerfs.

Malgré les nombreux faits que nous venons de rapporter, une foule d'auteurs, dont on ne saurait suspecter la sagacité ni la bonne foi, n'ont pu découvrir le moindre désordre qui donnât raison des accidents terribles auxquels le malade venait de succomber. Déjà nous avons fait connaître l'opinion de Boyer, Lombard, Wright, Heurteloup, A. Cooper ; MM. Andral (*Clinique médicale*, t. IV) ; Robert (*Lancette française*, 23 avril 1842), pensent que les recherches cadavériques n'apprennent souvent rien touchant cette maladie.

Chez une femme morte du tétanos dans le service de Bérard jeune, en 1842, on ne put rien constater dans le cerveau, ni dans la moelle, ni dans les nerfs desservant les muscles qui avaient été le siége de la contracture tétanique, ni enfin dans ces derniers aucune lésion autre qu'une légère suffusion sanguine.

M. le professeur Velpeau a publié une série de vingt-cinq observations puisées la plupart dans différents auteurs, et qui ne tendent à rien moins qu'à établir que la moelle a pu être ramollie et détruite dans une grande partie de son étendue, sans que cette destruction ait entraîné aucun trouble dans la sensibilité et la myotilité.

Nous-même, dans un cas observé dans le service de M. Velpeau, à l'hôpital de la Charité, nous trouvâmes le

cerveau et la moelle à l'état normal. Il y avait congestion des reins, de la rate, du foie et des poumons, qui offraient quelques foyers apoplectiques à leur face postérieure.

D'après l'exposé que nous venons de donner, tout en ad-
mettant que la myélite, dont les symptômes diffèrent essentiellement de ceux du tétanos, peut présenter des lésions
analogues à celles mentionnées plus haut ; tout en admet-
tant les circonstances qui peuvent en imposer pour un véritable ramollissement inflammatoire, telles que la température, le temps écoulé depuis l'instant de la mort, les moyens
d'examen, les lésions mécaniques que l'on peut produire en
ouvrant le rachis, etc. ; nous pensons que si on ne trouve
souvent aucune lésion organique à laquelle on puisse ratta-
cher cette terrible affection, dans le plus grand nombre des
cas elle dépend d'une altération pathologique de la moelle épinière et surtout des méninges ; quelquefois des mêmes lésions
dans les nerfs blessés, mais que très-rarement on observe
isolément l'inflammation du cerveau et de ses membranes.

Causes du tétanos. — La connaissance des causes du tétanos est de la plus haute importance et on ne doit rien négliger pour l'acquérir, car elle est indispensable pour le
choix des moyens à diriger contre cette terrible affection.
Comme celles des autres maladies, elles doivent être distin-
guées en causes prédisposantes et causes déterminantes.

Causes prédisposantes ou éloignées.—Parmi ces causes
nous comptons les climats, les habitations, l'âge, le sexe, les
races, le tempérament, l'hérédité, l'alimentation mauvaise
des enfants, l'état de faiblesse qui succède aux maladies
aiguës, à une hémorrhagie excessive, à des évacuations abondantes, etc., etc.

Climats. — Quoique observé sous toutes les latitudes,

surtout à la suite des plaies, le tétanos se développe bien plus fréquemment dans les climats chauds, tels que la zone torride et les Antilles. Dans ces contrées, les propriétés vitales sont exaltées à un point extrême et les organes affaiblis par une transpiration excessive, la susceptibilité devient alors plus grande, et on est pour ce motif plus exposé aux affections spasmodiques. L'irritation, dit Pinel, est portée à un tel degré d'exaltation par une sorte de concours de causes physiques et morales, que rien n'est plus commun que les affections spasmodiques dans ces contrées.

Le tétanos est fort commun chez les peuples de Tonga, chez les insulaires de Figi, qui lui ont donné le nom de gita. Dans l'Inde, dans les deux Amériques, et surtout aux Antilles, on voit souvent des plaies simples, des contusions légères, des piqûres à peine perceptibles, suivies de convulsions atroces. Les voyageurs et les médecins qui ont décrit ces régions en ont cité des preuves multipliées.

Un riche négociant de la Havane vint à Paris en 1840, pour se faire opérer d'une volumineuse hydrocèle, et se confia à nos soins. Parmi les raisons qui l'avaient engagé à entreprendre un voyage aussi périlleux, exclusivement pour venir à deux mille lieues de son pays, se faire pratiquer une opération aussi simple que celle qu'il réclamait, il plaçait surtout la crainte de voir le tétanos se développer chez lui, et il citait un de ses compatriotes mort de cette manière, sous le ciel brûlant des tropiques, à la suite d'une opération analogue. (Blandin, *Des Accidents qui peuvent survenir pendant les opérations*, thèse de concours, 1841.)

Excessivement fréquent dans les deux Amériques, et principalement à Cayenne et aux Antilles, le tétanos des nouveau-nés (*Tetanus neatorum*, *trismus nascentium*, *mal de sept jours*, *nine days fits*, *éclampsie tétaniforme*), a été ob-

servé en divers climats et sous diverses latitudes par Gœlis
à Vienne, par Frank à Wilna, par Dœpp à Saint-Péters-
bourg, par M. Matuszinski à Stuttgard, et par M. Cezersch-
jœld à Stockholm.

Werloff, Brendel, Siebold, Hinterberger, D'Outrepont
l'ont rencontré dans d'autres parties de l'Allemagne. Scheel,
en Islande (*Journal de Corvisart*, t. XVIII, p. 46); Clarke,
en Islande (*Medical fact*, t. III, p. 95); Hofer, en Suisse (*De
Tetano maxillæ inferioris in infantibus*, *Acta Helvetica*, t. I,
p. 64). D'après MM. Maunsell et Evanson, il ferait beaucoup
de victimes sur le littoral méridional de l'Islande. Andrœas
l'a observé en Espagne, et Baumès dans le midi de la France.
A Montpellier il serait assez fréquent d'après Dugès, mais il
n'en est plus de même dans les autres parties de notre
pays, où on l'a à peine observé, comme l'atteste le silence
des auteurs les plus récents, sur les maladies de la première
enfance.

Pescay en traita trois cas à Paris; il en vit au contraire
beaucoup à Bruxelles, où il exerça dix ans. Dazille, qui l'observa à Paris, dit que dans le Vivarais (aujourd'hui départe-
ment de l'Ardèche), il existe une maladie qui affecte les nouveau-nés, connue sous le nom de savette, et qui n'est autre
chose que le tétanos. En 1845, M. Thore en a relaté deux
cas, observés à l'hôpital des enfants. (*Archives générales de
Médecine.*)

HABITATIONS. — Selon Dazille, l'habitation sur les bords
des marais y dispose. Il pense que le vent de mer ne doit ses
qualités malfaisantes qu'aux effluves dont il se charge, en
traversant les endroits marécageux; il dit, contre l'opinion
de Bajon, que ceux qui habitent le sommet des montagnes
y sont moins exposés; il observe de plus que, si le vent de

mer avait par lui-même des propriétés nuisibles, le tétanos serait bien plus fréquent après les combats sur mer que sur terre, ce que l'expérience ne prouve pas. Il ajoute que dans une traversée assez longue, sur un bâtiment chargé de malades, dont il faisait partie, tous guérirent en très-peu de temps, et que plusieurs femmes enceintes accouchèrent heureusement, aucun des enfants ne fut atteint du tétanos, dont ils furent préservés par les seules précautions ordinaires, et que pouvaient permettre les circonstances.

Bajon prétend qu'à Cayenne et dans la Guyane française, où le tétanos est plus commun que dans toute autre région de l'Amérique, il se montre de préférence dans les endroits battus par les vents de mer, et privés de l'abri salutaire des montagnes élevées ou des forêts épaisses qui puissent arrêter leur souffle impétueux et glacial ; qu'il est plus rare à mesure qu'on s'éloigne des côtes, et presque tout à fait inconnu dans l'intérieur des terres ; il cite pour appuyer son assertion le fait suivant. Un colon de Cayenne avait une habitation sur le bord d'un marais, mais garantie par des montagnes et par des bois ; grâce à cette situation, il ne perdait à peu près qu'un enfant sur quinze, mais la forêt qui le préservait ayant été abattue, tous les enfants périrent du mal des mâchoires.

Aux Antilles, les femmes esclaves accouchent dans des cases non planchéiées ; leurs enfants y contractent facilement le tétanos, légèrement vêtus qu'ils sont, plongés dans une atmosphère saturée de l'humidité qui s'exhale du sol de ces logements, où pénètre sans cesse l'air extérieur par les nombreux interstices des palissades.

A Wilna, on retrouve cette affection chez les nouveaunés des juifs, qui se trouvent dans des conditions d'entassement et d'insalubrité.

Age. — Quoique les personnes de tout âge soient disposées au tétanos, c'est plutôt sur les enfants en bas âge et principalement sur les nouveau-nés qu'il frappe dans les pays intertropicaux. C'est ainsi qu'en parle Raynal (*Histoire phil.*, t. VI, p. 167) : « Aux Antilles, les enfants nouveau-
« nés sont pris d'un mal qui semble renfermé dans la zone
« torride; on l'appelle tétanos. Si l'enfant reçoit l'impres
« sion de l'air et du vent, si la chambre où il vient de naître
« est exposée à la fumée, à trop de chaleur ou de fraîcheur,
« le mal commence aussitôt. »

« Dans la Louisiane, dit le même auteur (*Histoire philo*
« *sophique*, t. VIII, p. 109), qui n'est qu'une langue de terre
« de deux ou trois lieues de longueur, remplie d'insectes,
« d'eaux stagnantes, de matières végétales qui pourrissent
« dans une atmosphère humide et chaude, l'homme jouit
« d'une santé plus raffermie que dans les régions où tout
« semblerait plus salubre ; excepté cependant le tétanos,
« qui emporte avant le douzième mois la moitié des en
« fants noirs et un grand nombre d'enfants blancs. »

Camper trouva considérable le nombre d'enfants qui y succombent chaque année à Cayenne (1793).

Pouppée-Desportes nous apprend qu'à Saint-Domingue on perd, par cette maladie, un nombre considérable de négrillons. Elle les attaque dans les huit ou dix premiers jours de leur naissance ; ils sont toujours pris par la mâchoire inférieure, ce qui a fait donner à leur égard, à cette maladie, le nom de mal de mâchoire. (Pouppée-Desportes, *Histoire des maladies de Saint-Domingue.*)

M. Thore l'a observé sur un individu d'un jour, et en 1844, le docteur Thélu, de Dunkerque, a rapporté l'observation d'un enfant mort-né dans un état de rigidité tétanique. Malheureusement l'autopsie n'ayant pas été faite, il est permis de partager avec le savant annotateur de cette observation les doutes émis sur ce fait de tétanos congénital. (*Journal de chirurgie*, 1844.)

En France et en Europe, les hommes adultes en sont plus souvent atteints que les jeunes gens et les vieillards.

SEXE. — On a dit que le tétanos attaquait plus fréquemment les femmes que les hommes, mais cette assertion nous paraît être une erreur analogue à celle d'Arétée, qui pensait que les vieillards en étaient plus souvent atteints que les adultes.

Sur 338,979 décès qui eurent lieu en Angleterre en 1838, on trouve, morts du tétanos : hommes, 102; femmes, 20.

Sur 342,529 décès qui eurent lieu dans le même pays en 1839, il y eut, morts du tétanos: hommes, 100; femmes, 29.

Sur 5,462 individus morts à Hambourg en 1837, on trouve 32 garçons enlevés par le trismus et 14 filles.

En février 1838 à Berlin, sur 658 décès, il y eut 3 tétaniques, 1 homme et 2 filles.

En mars 1838, dans la même ville, sur 885 décès, il y eut 2 garçons enlevés par le trismus.

Par la nature de ses exercices, de ses travaux ou de ses devoirs, l'homme est infiniment plus exposé que sa compagne à contracter la terrible affection qui nous occupe.

RACES. —Quoique Bajon prétende que les blancs y sont aussi sujets que les nègres, tous les auteurs ont signalé la facilité et la promptitude avec lesquelles ce mal sévit parmi la race noire. Un coup de vent froid frappe de tétanos les petits nègres dans les premiers jours de leur existence. Parmi les blancs, au contraire, dans les mêmes circonstances traumatiques ou climatériques, le tétanos ne se développe que d'une manière tout à fait exceptionnelle. Les nègres auraient-ils donc en eux-mêmes le triste privilége d'une prédisposition aux convulsions toniques?

Hérédité. — Bien différent des autres maladies nerveuses, le tétanos n'emprunte pas son origine à l'influence héréditaire. Après de nombreuses recherches, nous n'avons rencontré que les trois observations suivantes qui puissent faire admettre cette influence, encore ces observations sont-elles peu concluantes.

Esquirol cite un officier dont le père était mort du tétanos, et qui mourut quelque temps après de manie, avec roideur tétanique du tronc. (Esquirol, *Maladies mentales*, t. I, p. 380.)

Delens vit, à l'hôpital des Enfants, un individu âgé de douze ans qui, par suite de percussion, eut un tétanos du côté droit de la face, puis du cou et du tronc. Ce garçon était grand, grêle, d'un tempérament lymphatique et nerveux; issu d'un père fort emporté qui, dans ses accès de colère, ou quand il était ivre éprouvait des mouvements spasmodiques du côté droit de la face. (*Journal de médecine* de Corvisart, t. XVII, p. 195.)

M. le professeur Bouillaud a observé une variété de tétanos chez un jeune homme de seize ans, dont le frère avait eu des convulsions. (*Journal hebdomadaire*, 1834, t. Ier, p. 384.)

Constitution. — Tempérament. — En général, les hommes d'une constitution robuste, d'un tempérament sec, nerveux, facilement impressionnable, contractent plus facilement le tétanos que ceux qui sont faibles et lymphatiques.

Mauvaise alimentation des enfants. — Chez les enfants, le défaut d'évacuation du méconium, la mauvaise qualité du lait, sont regardés comme causes du trismus, surtout lorsqu'on ne saurait rapporter le mal à l'action du froid ou de l'humidité. Il est très-fréquent chez les négrillons, dont les mères boivent beaucoup de tafia. Werlhoff parle d'une femme qui eut successivement trois enfants qu'elle perdit du trismus dans les premiers jours de la naissance ; elle garantit le quatrième, par la précaution que ce praticien suggéra de le nourrir avec du lait étranger pendant les vingt-cinq premiers jours de la vie.

ÉTAT DE SANTÉ ; MALADIES ANTÉRIEURES. — On a vu le tétanos survenir dans le cas de la grossesse.

Capuron dit avoir donné des soins à une femme qui fut affectée d'emprosthotonos, presque immédiatement après la conception, et qu'il ne disparut qu'au moment où elle ressentit les premières douleurs de l'enfantement. (*Journal hebdomadaire des progrès des sciences médicales*, 1836.)

Le docteur Pitre-Aubanais l'a observé trois fois en quinze ans sur de nouvelles accouchées, au fort de la fièvre de lait, chez des femmes qui ne devaient pas nourrir ; les lochies et la transpiration cutanée s'étaient brusquement supprimées par la vive impression du froid et de l'humidité, telle que celle qui résulte de l'émission des extrémités supérieures ou inférieures dans l'eau froide, ou de la marche à pieds nus sur un sol mouillé par les eaux pluviales. (*Revue médico-chirurgicale*, 1844 ; mars.)

Dazille cite un fait dans lequel le tétanos fut provoqué par une hépatite. Collin l'a vu survenir à la suite de l'érysipèle. Haller a signalé un cas analogue.

On l'a observé pendant le cours de la péricardite. En mars 1844, un garçon robuste, âgé de vingt-six ans, fut admis dans le service de M. Bouillaud ; quinze jours avant son admission, il avait été pris d'un gonflement aux mains et aux bras, qui l'avait empêché de continuer son travail. Peu de temps après, il avait éprouvé des contractions convulsives des doigts, qui furent regardées comme se rattachant à l'épilepsie et traitées comme telles.

Au moment de son admission, les yeux étaient fixes, hagards et les pupilles dilatées ; il offrait l'aspect d'un homme qui est sous l'appréhension d'un grand danger. L'intelligence était nette, mais il ne répondait qu'avec une voix tremblante, interrompant son discours par des cris et des sanglots que lui tiraient les violentes crampes qu'il éprouvait dans les membres, et le sentiment de suffocation imminente. Les doigts, les mains, les avant-bras, les orteils, les pieds étaient dans un état de contracture violente. Les muscles de la mâchoire inférieure, de l'abdomen et des membres étaient aussi durs que la pierre pendant la durée du spasme. La bouche ne s'ouvrait qu'avec difficulté ; tout le corps, et surtout la face, étaient couverts d'une sueur qui augmentait beaucoup par le retour des crampes. Pendant les quatre jours suivants, il éprouva de nombreuses attaques de contractions spasmodiques des membres avec symptômes de trismus. Toute tentative d'avaler ajoutait à ses souffrances. Pendant que duraient ces symptômes de tétanos, la circulation était fréquente, la peau chaude ou moite, les intestins resserrés, et il y avait un certain degré de dysurie. On diagnostiqua une inflammation de la moelle épinière et on employa les saignées générales, puis les saignées locales fréquemment répétées le long du rachis. On administra l'opium à l'intérieur, et un bain chaud fut donné chaque jour ; le malade mourut le dixième jour après la première apparition du spasme des doigts.

L'autopsie fit découvrir une injection très-prononcée et

générale du péricarde, qui contenait, en outre, 65 grammes d'un pus verdâtre et crémeux. Il y avait quelques anciennes adhérences dans les deux plèvres ; le cerveau ainsi que la moelle et leurs membranes étaient le siége d'une très-forte congestion. La moelle épinière était ferme, excepté au niveau du renflement supérieur, où il y avait un point très-circonscrit de ramollissement.

Le docteur Macintosh (*Pratic of physic*, V, xi), rapporte l'observation d'un homme de moyen âge, qui souffrait d'un asthme, passait des nuits sans sommeil, toussait, crachait et éprouvait en même temps des contractions spasmodiques des muscles des extrémités. En examinant sa position, on reconnut qu'une courbure extraordinaire de l'épine lui donnait l'apparence d'un thorax d'oiseau. Il ne pouvait prendre une inspiration complète. Les battements du cœur étaient tumultueux et irréguliers, quelquefois même intermittents. On diagnostiqua une affection chronique du poumon, avec hypertrophie du cœur ; et, les deux jours suivants, le malade se trouva bien du traitement qui lui avait été prescrit, mais le troisième jour, l'oppression s'accrut considérablement, les crampes des extrémités devinrent extrêmement douloureuses, il en fut de même de la rigidité de tout le corps, qui, jeté quelquefois tout à fait en arrière, reposait en complet opisthotonos sur l'occiput et les talons. Il mourut subitement dans la nuit suivante, les spasmes ayant été si violents que ce n'était qu'avec beaucoup de peine qu'on le maintenait dans son lit.

A l'autopsie, on trouva le cerveau tout à fait à l'état normal. Il n'y avait aucune trace d'altération dans la moelle épinière, à l'exception d'une ancienne adhérence des membranes et de quelques ossifications à la surface de l'arachnoïde. Le péricarde était hypertrophié et contenait une certaine quantité de sérosité trouble, avec des traces de flocons albumineux, qui adhéraient sur quelques points de la surface du cœur; cet organe lui-même était un peu volumineux ; les valvules étaient à l'état normal.

En 1844, M. Blache observa le trismus chez de jeunes sujets typhoïdes ; les dents étaient très-serrées, et l'on était très-embarrassé pour faire boire les malades. (*Gazette des Hôpitaux*, 21 septembre 1844.)

On trouve dans le *Journal de médecine* (juin 1843), une observation de M. le docteur Robert, de Chaumont, dans laquelle il est question d'un jeune élève de philosophie, pris du tétanos au déclin d'une fièvre inflammatoire bénigne.

Les auteurs, tant anciens que modernes, rapportent divers faits qui démontrent que le choléra-morbus violent et des superpurgations peuvent donner naissance à la terrible maladie qui nous occupe. Hippocrate en a rapporté un cas. (*Des Épidémies*, liv. V, n° 78.)

Les gastro-encéphalites, autrefois fièvres ataxiques, dit M. Bégin, ont produit le tétanos. En effet, Dazille a vu un accès de cette maladie se développer chez un individu, sous l'influence de la fièvre.

Pescay parle d'une enfant de treize ans, qui éprouva un typhus accompagné de soubresauts des tendons et de violents mouvements spasmodiques, et chez laquelle se montra le tétanos.

Pouppée-Desportes et Pescay l'ont vu se montrer pendant la dessiccation de la variole; Dehaen par la rétropulsion de la goutte.

Boerhaave, qui l'observa sur des épileptiques, s'exprime ainsi : « In illo temporis momento, totum fere corpus livescit, « et si malum diu durat, tandem nigrescit. Si hoc in qui– « busdam locis magis fiat, corpus fit versicolor, si æger dorso

« incumbat, loca pressa, quibus incubuit, pallent, in reli-
« quis et nigredo summa ; hoc facit tam horrendum aspec-
« tum, ut multi causæ suprahumanæ adscribant, imprimis
« si manus tetanodes certis pectoris vel abdominis partibus
« applicentur, nam tunc figura manuum his partibus per-
« fecto manet impressa ; et hinc dictum fuit, diabolum ma-
« nus suas his partibus applicasse. Scitis, quod musculus
« contractus pallet, venarum sanguinem expellit, arteriosum
« sistit ; proinde sanguis ruber intra totum corpus habet
« tanto minus spatii, quos plures musculi contracti sunt.
« Si nunc cutis in tetano epileptico livescit, sanguis non est
« minutus vel acutus, sed quia locari non potest in musculis,
« hinc pellitur in membranam cellulosam musculos ambien-
« tem, et in ea stagnat ; ergo in summa epilepsia vix ullus
« humor manet intactus in toto corpore, nec sanguis, nec
« reliqui humores, qui inde derivantur, imo agitata dia-
« phragmate, magnum tepor, bilis, etc., etiam agitantur, nec
« in toto corpore ulla pars solida est, quin etiam officiatur. »
(Boherhaave, *Prælect. academ.*, t. II, p. 782.)

Aux Indes, Hillary a observé que si les accès d'épilepsie
des enfants duraient longtemps, ils dégénéraient en tétanos
mortel. (*Observ. on the chang. of the air and the concomitant
epidemical diseases in the Island of Barbadoes.*)

Fernel, Dehaen, Storck, l'ont vu survenir à la suite des
convulsions.

On l'a vu succéder à une longue et opiniâtre constipation (Boyer). Heurteloup a fait connaître l'observation d'un
sujet qui avait les intestins obstrués par une énorme quantité de noyaux, lesquels provoquaient le tétanos.

HÉMORRHAGIES. — Le docteur Neumann a rapporté un cas
de tétanos dû à une hémorrhagie considérable. Il s'agissait

d'un homme de vingt-huit ans, robuste, fort adonné aux boissons, qui s'étant pris de querelle, dans un moment d'ivresse, avec trois de ses camarades, en reçut des coups violents, principalement à la tête et au visage; il s'ensuivit une grande perte de sang. Appelé trois jours après, Neumann trouva le malade perdant encore beaucoup de sang par le nez, qui était énormément gonflé; l'hémorrhagie n'avait pas cessé depuis l'accident, et avait enlevé à cet homme plus de 3 kilogrammes de sang.

Le troisième jour, l'hémorrhagie nasale revint avec une telle violence qu'on eut beaucoup de peine à l'arrêter, au moyen de tampons de charpie. La quantité de sang perdu fut plus considérable que la première fois.

Le vingt-troisième jour le tétanos se déclara, et la mort eut lieu par asphyxie. (*Medicinische Zeitung*, 1840.)

CAUSES OCCASIONNELLES OU DÉTERMINANTES. — Les causes occasionnelles du tétanos sont encore plus nombreuses que les causes prédisposantes; ce sont la suppression de la sueur, les luxations, particulièrement celles des articulations ginglimoïdales, les contusions, les blessures, celles situées sur le trajet des nerfs ou dans lesquelles des cordons nerveux sont imparfaitement déchirés; les fractures avec esquilles, les plaies d'armes à feu, surtout quand elles intéressent des viscères, des tendons, des aponévroses; les piqûres avec des instruments rouillés; l'application des spiritueux et de tous les irritants sur les plaies récentes; l'impression de l'air froid, surtout de l'air froid et humide, etc. Telles sont encore le coït durant la convalescence d'une blessure grave, l'action des poisons, l'usage de certains aliments, une frayeur vive, une forte émotion, la colère, un chagrin profond. On comprend aussi parmi ces causes la suppres-

sion des règles, des lochies, des hémorrhoïdes, d'un exu-
toire, de la suppuration, la répercussion d'un exanthème,
des métastases dartreuse, psorique, goutteuse; la présence
des vers dans le tube intestinal.

Suppression de la sueur. — Sauvages rapporte qu'un
jeune jardinier fut pris de tétanos tonique pour être des-
cendu, ayant chaud, dans un puits, où il fut saisi par le
froid.

Au rapport de Pescay, un homme qui passa d'un salon
de bal, où il transpirait, dans un milieu froid, se sentit aussitôt glacé, et vit se manifester les premiers symptômes du
trismus.

Joseph Franck parle de deux individus qui, forcés de se
jeter à la nage pour se soustraire à des poursuites, furent
pris du tétanos sur l'autre rive.

Luxations. — Le tétanos est une complication très-rare,
mais l'une des plus terribles des luxations; il éclate surtout
lorsque l'extrémité osseuse fortement serrée par les liens
incomplétement rompus, ou étranglée à travers une plaie
des parties molles, offre de grandes difficultés à la réduction. Il se montre de préférence dans les déplacements des
parties articulaires, dans ceux des phalanges des doigts et
des orteils, vu les difficultés de la réduction. D'après Percy,
c'est une complication fréquente des luxations simples du
genou; après celles des doigts et des orteils, il n'y a guère
que les luxations du pied, compliquées de plaie, où il se
manifeste.

Hippocrate, qui connaissait cette cause, nous a laissé
l'observation suivante : « Zelephanes quippe, Harpali ex
« liberta filius, luxationem in pollice deorsum accepit, unde
« inflammatio et vehemens dolor secutus est; quo remisso,

« in agrum profectus est; unde rediens ex lumbis doluit,
« sub noctem maxillæ adhærebant, et opisthotonos aderat;
« sputum ægri dentes pertransibat, tertio die mortuus est.
« (Hipp., *Epidem.*, lib. V, n° 75.)

PLAIES, BLESSURES, OPÉRATIONS CHIRURGICALES. — Toutes
les plaies, toutes les opérations chirurgicales sont susceptibles de donner naissance au tétanos ; mais, en général, ce
ne sont pas les plus étendues, accompagnées d'un grand
désordre, et les plus graves en apparence, qui disposent le
plus à cette redoutable affection. On le voit bien plus souvent survenir dans des cas de simple piqûre, de morsu-
res, en un mot, de blessures peu étendues, mais dans lesquelles quelques cordons ou filets nerveux ont été piqués,
lacérés, contus, meurtris, distendus, déchirés.

Valentin l'a observé à la suite d'une morsure de serpent ;
on l'a vu causé par une piqûre d'abeille.

La solution de continuité qui résulte d'une brûlure, ou
de l'application d'un vésicatoire, d'un cautère, d'un séton,
peut être aussi la cause d'un tétanos. On lit deux observations de ce genre dans le *Traité* de Bajon. Le docteur Frère
présenta, en 1836, à la Société de médecine de Paris, un
cas fort curieux de tétanos, qui était dû à une cause pareille. Le malade avait fait lui-même l'application d'un cautère sur le bras, et avait employé une quantité trop considérable de pierre à cautère ; il en résulta une vaste plaie, qu'il
irrita imprudemment par des mouvements étendus et réitérés du membre supérieur. (*Revue médicale*, 1836, t. II,
p. 217.)

Tissot dit qu'un homme à qui l'on avait fait l'opération
de la cataracte avec beaucoup de dextérité et de succès fut
attaqué, vingt jours après, d'un tétanos qui le fit périr en

moins de vingt-quatre heures, sans qu'il eût ressenti aucune douleur dans l'œil, ou éprouvé jusqu'alors le moindre accident.

M. le professeur Andral rapporte qu'un malade fut pris du tétanos à la suite de l'application d'un séton sur le thorax pour une pleurésie chronique, et qu'il y succomba. (*Clinique médicale*, t. IV.)

On cite une jeune femme chez laquelle il survint à la suite d'une blessure occasionnée par une chaussure trop étroite.

On trouve dans le Journal de Hufeland l'observation d'une femme qui fut prise du tétanos pendant le pansement d'un vésicatoire.

L'enfant de M. M..., banquier, rue de la Verrerie, âgé de quatre ans et demi, d'une constitution lymphatique nerveuse, d'un embonpoint ordinaire, et d'une santé naturellement frêle, éprouva, dans le courant du mois de septembre 1822, quelques légers symptômes d'irritation gastro-intestinale, pour laquelle un praticien des plus distingués de la capitale prescrivit six sangsues sur la région épigastrique. Mme M... se chargea elle-même de cette opération, qui eut lieu à neuf heures du matin, et le médecin se retira en conseillant de ne pas arrêter l'écoulement du sang avant son retour, c'est-à-dire avant midi. Mais à peine une heure s'était-elle écoulée, que déjà le sang avait pénétré les cataplasmes et les linges destinés à le recevoir, et que d'énormes caillots couvraient le lit de l'enfant. En même temps, la face se décolorait, il survint une soif inextinguible, les syncopes se succédèrent d'une manière effrayante ; on se hâta d'appliquer de la charpie, de l'agaric saupoudré de colophane, du tabac, etc., et on lava les piqûres avec du vinaigre, mais le sang continua à couler avec abondance. On courut chercher de tous côtés un autre médecin, en l'absence de M. G...; on ne trouva personne. Un pharmacien auquel on eut recours ne put parvenir à arrêter l'hémorrhagie, même en cautérisant avec la pierre infernale. Appelé vers midi et demi, M. Jolly trouva la famille au désespoir, et l'enfant expirant dans un état exsangue. Le sang avait cessé de couler, par suite de l'épuisement, le pouls était insensible, toute la surface de la peau d'une pâleur de cire. Il frictionna les membres avec une flanelle trempée dans l'alcali volatil, pendant que deux autres personnes étaient occupées, par tous les moyens possibles, à maintenir la sensibilité qui s'éteignait. Tout fut inutile; l'enfant périt dans un état de roideur convulsive, ayant la tête et le tronc fortement renversés en arrière en forme d'arc, en un mot, dans un véritable opisthotonos.

Un enfant de cinq semaines environ offrait quelques symptômes d'irritation gastrique jointe à une éruption aphtheuse dans l'intérieur de la bouche : une sangsue fut appliquée sur l'épigastre et excita ses cris, plusieurs heures même après son application. A peine deux cuillerées de sang s'étaient écoulées de la piqûre, que des mouvements convulsifs survinrent. On mit l'enfant dans un bain tiède, et on lui donna une cuillerée à café d'une potion antispasmodique; tous les membres demeurèrent dans une sorte de contracture tétanique, et il mourut le lendemain, environ trente heures après l'invasion des accidents nerveux. (Jolly, *Bibliothèque médicale.*)

M. Brasedow a observé le tétanos à la suite de l'application d'un vaste vésicatoire à la nuque, lequel avait été deux jours en place. (*Casper's Wochenschrift fur die Gesammte Heilkunde* 1844.)

Le docteur Boushile publia, en 1844, dans la *Gazette des Hôpitaux*, un article dans lequel il rapporte que sur vingt cas de tétanos, quatre auraient été consécutifs à des applications de cautères.

En Egypte, Larrey le vit survenir chez M. Estève, directeur général et comptable des revenus publics, qui en fut atteint le treizième jour d'une esquinancie inflammatoire légère, déterminée par la présence d'une portion d'arête de poisson qui s'était fichée dans un des sinus de l'arrière-bouche, et que sa petitesse fit échapper à toutes les recherches.

M. Bourbousson a cité un cas dans lequel le mal survint à la suite de l'application, d'après les conseils d'un empirique, d'un emplâtre fait avec les fleurs du *ranunculus acris*, à la face antérieure de chaque avant-bras, un peu au-dessus de l'articulation radio-carpienne. (*Journal des Connaissances médico-chirurgicales*, mars 1845.)

Jean Fabrice dit qu'il fut produit par la section du filet de la langue, opérée par un charlatan.

M. Robin, médecin à la Côte-Saint-André, vit, en 1851, un cas de tétanos survenir à la suite de l'arrachement des deux dents molaires inférieures gauches par un dentiste de passage, opération dans laquelle deux centimètres environ du bord postérieur de l'os maxillaire furent enlevés.

Un domestique âgé de trente-cinq ans, homme bien portant et robuste, s'était extirpé trop profondément un cor au petit doigt du pied gauche, et sans égard pour la douleur qu'il ressentait, avait continué son service pendant plusieurs jours, jusqu'à ce que l'impossibilité de marcher le forçât à garder le lit.

M. Casper ayant été appelé le trouva sans autre maladie que celle du pied. Au point où il avait pratiqué son extirpation, il existait une vésicule remplie de sang, la plante du pied était tuméfiée dans toute son étendue. Ce praticien prescrivit l'emploi de cataplasmes, l'administration à l'intérieur du sulfate de magnésie, le repos absolu du membre, ce à quoi le sujet, qui se trouvait d'ailleurs bien portant, ne se décida qu'avec beaucoup de peine. Mais M. Casper ne fut pas peu surpris le lendemain matin en voyant l'état du malade grandement empiré. Il était couché, les yeux brillants, le pouls assez plein; il avait de grandes difficultés pour avaler, bégayait des mots inintelligibles, bien qu'il eût conservé toute sa connaissance. On ne pouvait méconnaître l'invasion du tétanos.

Tous les moyens appropriés furent employés sans succès, et la mort suivit dans la soirée du même jour.

Le pied seul ayant pu être examiné, on trouva du pus épanché sous les téguments, la bourse muqueuse placée sous l'articulation était remplie de sang, mais on ne put reconnaître aucune trace d'inflammation sur les branches du nerf péronier qui se distribuent aux orteils. (*Casper's Wochentschrift fuer die gesommte Heilkund.*)

En 1840 (janvier), M. P. Dubois pratiqua une opération césarienne à l'hôpital des cliniques. La malade, après avoir résisté à tous les accidents primitifs et consécutifs ordinaires de cette formidable opération, fut prise de tétanos le seizième jour de l'opération, et succomba le dix-neuvième jour. (*Journal des Connaiss.-médic. chirurg.*, mars 1840, p. 126.)

Quelques opérations chirurgicales paraissent plus spécialement engendrer le tétanos; il faut citer en première ligne les amputations. Quant à la ligature du cordon spermatique après l'opération de la castration, placée sur la même ligne par Morand, Lieutaud, Lecat et Leblanc, qui dit que, sur quatorze opérés de sarcocèle, douze moururent de la maladie qui nous occupe, nous devons dire que l'observation et les recherches les plus sévères, depuis un grand nombre d'années, dans tous les hôpitaux de la capitale, nous ont donné des résultats opposés.

Les blessures qui produisent le plus souvent le tétanos sont celles de la nuque, du rachis, de la moelle épinière ; puis viennent les blessures des membres, et surtout celles des membres inférieurs ; sur 197 observations de tétanos recueillies dans les divers auteurs, nous avons trouvé :

80 par plaie des membres inférieurs.

72 par plaie des membres supérieurs.

 8 par plaie du scrotum ou des testicules.

 7 par plaie de tête.

 3 par plaie de la face. .

   par extraction de dents.

   par extirpation de cors aux pieds.

 2 par angine.

 1 par plaie du sein.

 1 à la suite de l'opération césarienne.

 1 par plaie de l'artère temporale.

 1 par la section du filet de la langue.

 1 par pustule maligne.

 1 par l'opération de la cataracte.

Puis viennent celles des parties dont la texture est serrée, et dans l'organisation desquelles les éléments nerveux entrent pour une grande proportion, les pieds, les mains, les orteils, les doigts. Chez les nègres des pays équatoriaux, la plus simple blessure de ces diverses parties est souvent suivie du tétanos. Mais de toutes les violences exercées sur les organes, celle qui entraîne le plus fréquemment la maladie qui nous occupe est la piqûre produite par des clous, surtout par ceux qui sont rouillés, par des fragments de verre, des épines, par la raquette, cactus fort commun aux Antilles. A Cayenne, un arrêté de l'autorité locale fixa une forte amende que devaient payer les habitants devant la porte desquels on trouvait des éclats de verre, des épines pouvant déchirer les pieds des passants. Cette mesure s'étendit aussi à la Louisiane.

L'étranglement des nerfs, surtout de leurs cordons principaux compris dans une ligature, leur déchirure, leur contusion, sont aussi une cause de tétanos. Larrey rapporte que le fils du général d'Armagnac, blessé à Eylau, fut amputé du bras; cet officier mourut du tétanos. À l'autopsie, on trouva le nerf médian compris dans la ligature de l'artère brachiale.

Dupuytren raconte que, sur un sujet qui avait succombé à cette maladie après avoir reçu un coup de fouet sur le bras, on trouva à l'autopsie la mèche du fouet engagée jusque dans l'épaisseur du nerf cubital.

Dazille rapporte qu'aux Antilles la ligature du cordon ombilical chez les enfants est une cause fréquente du tétanos.

Campet et le docteur Bertram ont fait la même observation. Le professeur Colles regarde aussi le tétanos des enfants comme traumatique, et ayant pour cause immédiate la plaie qui résulte de la séparation du cordon. M. Matuszinski est encore revenu sur cette étiologie, avec beaucoup d'insistance : « Après la chute du cordon, dit-il, l'ombilic peut être considéré comme une plaie qui doit provoquer une réaction d'autant plus vive qu'elle existe sur un individu frêle, à peine issu du sein de sa mère. » Tout ingénieuse qu'elle paraisse, cette opinion n'en a pas moins été combattue par MM. Labat et Ollivier, auxquels elle ne semble pas justifiée par les faits. Pour nous, nous pensons que la critique de ces auteurs est fondée sur des faits très-bien observés, et qu'elle détruit les assertions précédentes.

Les fractures comminutives et compliquées de plaies, la présence dans les tissus d'esquilles, de balles, de lambeaux de vêtements, de corps étrangers aigus irritant les muscles et les filets nerveux, telles que celles qui sont produites par de gros projectiles, biscaïens, éclats d'obus, boulets de canon, sont des causes fréquentes de tétanos.

On trouve dans les auteurs une foule d'observations qui prouvent que la piqûre des tendons est capable de produire le tétanos. Thémison, fils de Damon, dit le père de la médecine, qui avait autour de la malléole du tibia un ulcère si profond que tout le nerf était à découvert, mourut d'opisthotonos, c'est-à-dire de tétanos qui porte le corps en arrière, après qu'on eut appliqué sur le nerf à nu un médicament corrosif.

Un gentilhomme, à la suite d'une inflammation du pied, avait les tendons découverts. Boerhaave recommanda au chirurgien de ne pas toucher à ces parties ; mais malheureusement celui-ci, ayant pris ces tendons pour du tissu cellulaire, les saisit avec les pinces et fit effort pour les tirer, ce qui causa une violente attaque de tétanos. (Van Swieten, *Aphor.* 218-219.)

Un autre ayant été blessé au-dessous de la tête d'un coup de javelot ne paraissait avoir reçu qu'une blessure peu profonde et si légère, qu'à son aspect il ne semblait pas qu'il fût nécessaire de s'en occuper ; mais peu de temps après que le trait eut été tiré de la plaie, le blessé fut saisi d'opisthotonos ; les mâchoires étaient en convulsion, les boissons ne pouvaient pas passer par l'estomac et furent rejetées par les narines. Les choses ayant continué d'aller de plus mal en plus mal, ce malade mourut le lendemain. (Van-Swieten, *Aphorismes*, p. 219.)

Une circonstance qui aggrave encore ces blessures, c'est d'être produites par des armes à feu, surtout quand elles siégent aux articulations ginglymoïdales, ou sur le trajet des nerfs.

Le tétanos survient encore quand les plaies sont mal pansées, quand on emploie de la charpie malpropre ; quand, au lieu de charpie, on applique sur les plaies des substances qui les irritent ; quand la suppuration vient à se supprimer. Dazille insiste beaucoup sur les dangers que l'on court risque de provoquer par l'application de topiques irritants sur les solutions de continuité ; il donne, comme cause fréquente du tétanos, les pansements que l'on faisait subir aux nègres lorsque, par suite d'une punition, ces malheureux avaient reçu le fouet jusqu'au sang, pansements qui consistaient dans l'application de linges imbibés de jus de citron, et autres substances de même caractère.

On a accusé le chaud et le froid de causer le tétanos chez les blessés ; nous croyons que cette opinion est trop rigoureuse. En effet, ce n'est pas sous les latitudes où la température est ou très-basse ou très-élevée, quand elle est constante ; ce n'est pas dans les saisons très-chaudes ou très-froides, l'été ou l'hiver, si les variations thermométriques ne changent pas, que sévit surtout le tétanos. Tous les chirurgiens ont fait cette remarque ; et M. Bégin raconte qu'après la bataille de la Moscowa, au milieu des plus grands froids, on n'eut presque pas de tétaniques.

De toutes les causes, la plus fatale, sans contredit, est la transition subite du froid au chaud, surtout du froid humide, quand les blessés, par exemple, exposés pendant le jour aux chaleurs de la zone torride et couverts de sueur viennent tout à coup à subir l'influence du froid humide et glacial de la nuit, dont le premier effet est la suppression de la transpiration cutanée et de la sécrétion purulente des plaies. C'est une opinion qu'ont professée tous les auteurs qui se sont occupés du tétanos. En ouvrant Hippocrate, on la trouve. (*Aphor.* 17, sect. v; *aphor.* 18, sect. v; *aphor.* 20, sect. v.)

D'après Arétée, le froid est par excellence la première de toutes les causes du tétanos. (Arétée, *De Causis et Signis morborum.*)

« Or, dit Ambr. Paré (IXe livre), le spasme survient quelquefois par trop grand froid, qui est ennemy du cerveau, de la moelle spinale et des nerfs. »

Dazille a vu douze amputés atteints de tétanos après une nuit froide et humide. Le même auteur observe que, s'il est plus rare en Europe, on en est uniquement redevable à la température plus uniforme dans cette partie de l'ancien continent.

En 1758, Chalmers adressa à Fothergill des observations sur le tétanos de la Caroline, dans lesquelles il dit que cette maladie règne surtout pendant l'été, et qu'elle attaque de préférence les nègres qui travaillent pendant des journées entières, exposés à un soleil ardent et éprouvant les alternatives de la chaleur la plus vive et des pluies froides qui les saisissent subitement. Il en a vu atteints de cette terrible affection, pour avoir été frappés par la fraîcheur de la nuit en laissant les fenêtres ouvertes.

Au Pérou, les habitants ont grand soin de se précautionner contre la fraîcheur des nuits, dont l'impression est souvent assez vive pour produire le tétanos.

Vandermonde a consigné dans le *Journal de médecine* plusieurs observations qui prouvent qu'à l'île Bourbon et à Madagascar, les plaies et les piqûres, même guéries, causent le tétanos si l'on s'expose au froid.

Sauvages rapporte qu'un soldat nouvellement arrivé à Aigues-Mortes, s'étant exposé à la rosée du matin, fut bientôt pris du trismus.

Au Brésil, il arrive assez souvent aux médecins, à la suite du passage d'un temps chaud et sec à un temps froid et humide, d'être appelés en peu de jours pour plusieurs cas de tétanos idiopathique. Pendant ces périodes, toutes les plaies, de quelque espèce qu'elles soient, sont si facilement suivies d'accidents de ce genre, qu'on ne pratique pas sans crainte la simple opération de la phlébotomie, qui est quelquefois suivie de leur développement.

Un jeune homme de trente ans, qui n'avait d'autre profession que de braconner, s'était luxé le pouce et avait eu recours au père Théodore pour se le faire remettre. Huit jours après cet accident, il éprouvait encore une douleur très-sensible à cette partie, mais il n'y faisait autre chose que de la bassiner avec de l'urine. Sur le soir du même jour où cet homme m'avait montré son pouce, il se posta dans une garenne pour attendre le gibier, et il y resta assez longtemps, quoique, dès les premiers moments, il eût été saisi d'un froid considérable. En rentrant chez lui, il ressentit une roideur dans le cou, qui l'empêcha de souper. Il mourut en trente heures du tétanos. (Duval de Senlis, 1785.)

En 1795, un cavalier du 3e régiment, âgé de vingt-huit à trente ans, homme fortement constitué et jouissant d'une excellente santé, se donna, en coupant du bois, un coup de hache qui brisa, avec solution de continuité, la dernière phalange du doigt annulaire gauche ; il coupa sur-le-champ quelques portions des téguments qui soutenaient encore cette partie du doigt, puis il trempa sa main dans l'eau très-froide, tirée du puits exprès. Son but était d'arrêter l'hémorrhagie et d'apaiser la douleur. Deux heures après, il était conduit à l'hôpital de Soissons, où le trismus se développa pour l'emporter en quatorze heures. (F. Pescay, Dict. en 60 vol.)

Au rapport du docteur François, sur la frégate *l'Amazone*, devant Charlestown, lors de la guerre de l'indépendance de l'Amérique, la plupart des blessés par armes à feu furent pris du tétanos le quatorzième jour, immédiatement après un temps orageux et fort humide, qui succéda à un calme sec.

A Alexandrie (13 messidor an VI, 1er juillet 1798), à la bataille des Pyramides (3 thermidor an VI, 21 juillet 1798); à la prise de Jaffa (ventôse an VII, mars 1799), à Aboukir (7 thermidor an VII, 25 juillet 1799), Larrey observa souvent le tétanos et regarda l'extrême fraîcheur des nuits comme la principale cause de cette affection.

A la révolte du Caire (30 vendémiaire an VII, 21 octobre 1798), les blessés traités à l'hôpital n° 1, place Birker-el-fil, dont les murs étaient baignés par le Nil qui séjourne trois mois dans cet endroit, fournirent sept cas de tétanos.

Desgenettes remarqua qu'au retour de Saint–Jean–d'Acre à Jaffa, en côtoyant la mer, le tétanos frappa un grand nombre de blessés, en raison, dit-il, de l'influence qu'exerçait sur cette atmosphère brûlante la brise froide et humide qui venait de la mer, et la différence du jour et de la nuit. Il observa, soit à Nice, soit dans la rivière de Gênes, qu'il était plus fréquent et plus imminent à cause des variations de température que les brises de mer déterminaient dans l'atmosphère.

Après la bataille de Friedland (15 juin 1807), le passage

brusque de la chaleur au froid humide des nuits fit apparaître le tétanos, surtout chez les blessés qui avaient des fractures des extrémités.

Après Iéna (14 octobre 1806), il y eut un grand nombre de tétaniques. La quantité immense de blessés força de les déposer dans des édifices publics, et particulièrement dans des églises où, couchés sur un sol humide, à peine couverts d'un peu de paille, placés au milieu d'une atmosphère à demi glacée, ils purent d'autant plus facilement contracter le tétanos. Ce fut aussi dans les églises que cette maladie sévit avec le plus de violence ; sa marche était d'une rapidité effrayante ; plusieurs périrent en vingt, trente, quarante heures ; peu vivaient jusqu'à soixante-douze et au delà. L'impossibilité d'administrer les secours convenables, l'action continuelle du froid et de l'humidité contribuèrent sans doute à aggraver les symptômes et à accélérer une terminaison funeste. Ajoutons que le jour de la bataille, la chaleur fut assez forte, quoiqu'on se trouvât au mois d'octobre et dans un pays où le froid commence de bonne heure ; tandis que la nuit qui précéda et celle qui suivit furent très-froides, ce qui dut favoriser encore le développement du tétanos.

A Eslingen (22 mai 1809), malgré la promptitude et l'efficacité des moyens employés, les blessés étendus sur la terre, rassemblés par groupes sur le rivage du Danube et dispersés dans l'intérieur de l'île Lobau, dont le sol était sec ou aride, présentèrent plusieurs cas de tétanos. On l'observa surtout sur les jeunes soldats blessés aux articulations ginglymoïdales ou ayant des plaies profondes des parties molles avec perte de substance. Les chaleurs du jour étaient très-fortes et les nuits humides et glaciales. Le vent couvrait à tout instant les malades de poussière, et quelques

branches d'arbres ou de feuilles de roseau ne les garantis-
saient qu'imparfaitement des rayons du soleil.

Le soir de la bataille de Bautzen (20 mai 1813), à la suite
d'un dernier engagement sur les rives de la Sprée, nos blessés restèrent sans secours, couchés sur la terre, exposés au
froid humide d'une nuit pluvieuse, qui succédait brusquement aux premières chaleurs du printemps. Le lendemain,
cent dix d'entre eux étaient affectés du tétanos.

En 1813, soixante blessés étaient conduits de Bayonne à
Dax, sur une barque. La rive gauche de l'Adour était oc-
cupée par l'ennemi, on ne pouvait se soustraire à sa vue
qu'à la faveur de la nuit. A la chaleur du jour succéda un
froid assez vif ; ces militaires mécontents, la plupart sans
couverture, en proie à de vives douleurs, restèrent sur
l'eau jusqu'au lendemain matin. Cinq d'entre eux contrac-
tèrent le tétanos. Arrivés à Dax, ils y furent traités avec l'o-
pium et succombèrent tous quelques jours après leur entrée
à l'hôpital. (Martin, *Thèse* 1816, n° 151.)

M. Bégin rapporte qu'à la bataille de Dresde, un temps
humide et froid ayant succédé à une grande élévation de
température, les blessés furent décimés par cette affection,
qui n'épargna pas même les amputés.

A Barcelone, M. Roche vit le tétanos sévir constamment
sur les blessés d'une petite salle de l'hôpital des Asteraza-
mas, exposée du côté de la mer; il se montra, au contraire,
à peine dans les autres salles, beaucoup plus vastes.

En 1827, M. le professeur Roux opéra une jeune fille de
quinze ans, chez laquelle, à la suite d'une brûlure ancienne,
plusieurs doigts de la main gauche étaient maintenus ren
versés sur la région dorsale du métacarpe par des cicatrices
formant brides. Il était parvenu, non toutefois sans beaucoup de difficulté, à ramener les doigts dans une situation

très-approchante de leur situation naturelle. Plusieurs plaies occupaient le dos de la main ; elles étaient en voie de cicatrisation, lorsqu'au douzième ou quinzième jour de l'opération, la jeune fille reçut dans son lit, pendant une nuit entière, l'impression d'un air froid qui pénétrait par une fenêtre placée près d'elle, et dont un carreau avait été brisé. Dès le lendemain, elle fut prise d'une douleur vive au cou, dans la poitrine et dans les membres supérieurs. Cette douleur persista sans roideur des parties qui en étaient le siége et sans trismus pendant quelques jours, en sorte qu'il était assez naturel de soupçonner l'existence d'une simple affection rhumatismale. Ce fut d'après cette pensée que l'on administra les premiers secours, mais bientôt se déclarèrent les phénomènes du tétanos le mieux caractérisé. Il fut général, seulement quelques jours se passèrent avant qu'il eût atteint son plus haut degré d'intensité. On se prémunit de bonne heure contre le rapprochement des mâchoires, en tenant la bouche ouverte avec un bâillon. Les premiers secours ne furent pas efficaces et n'empêchèrent pas les progrès de la roideur du tronc, des membres et des parois abdominales, qui furent portés au plus haut degré. Cependant on en triompha au moyen de l'opium et des bains de vapeur. (Roux , *Considérations cliniques sur les blessés de 1830.*)

Pendant la durée du siége de la citadelle d'Anvers (1833), M. Hipp. Larrey, alors aide-major des ambulances de l'armée du Nord, n'observa aucun cas de tétanos , tandis que six cas bien caractérisés se montrèrent après le siége. L'habile chirurgien pense avec raison que les variations atmosphériques furent seules la cause de cette affection. (Hipp. Larrey; *Hist. chirurgicale du siége de la citadelle d'Anvers.*)

A la prise de Constantine, M. Guyon observa le tétanos à

l'hôpital de l'ancienne maison du bey, dont les bâtiments étaient très-humides.

En juillet 1838, M. Sougeleyer rencontra un tétanos spontané chez un zouave, qui, pour ne pas être dévoré par les puces et autres insectes qui inondent l'Algérie, quittait les baraques de campement et se retirait seul dans une petite masure placée près du camp, et là, sans paille, étendu sur la terre et blotti contre un mur, attendait le lendemain.

En 1839, le docteur de Marseilhan observa le tétanos chez un Arabe de la tribu des Garabas, qui, pour éviter un châtiment qu'on voulait lui infliger, s'était couché et avait passé plusieurs nuits en plein air, imparfaitement vêtu.

Lors des émeutes qui eurent lieu à Barcelone, en 1842, les 15 et 16 novembre, on observa à l'hôpital militaire deux cas de tétanos, attribués par les rédacteurs du *Repertorio medico* à la place qu'occupaient ces malades dans les salles où ils étaient couchés. Leurs lits se trouvaient situés devant une ouverture par laquelle ils étaient exposés à l'action subite d'un courant d'air venant du nord.

Le 28 juin 1842, on apporta dans le service de Récamier, salle Sainte-Madeleine, n° 40, un homme de vingt-un ans, atteint de tétanos. Il travaillait depuis plusieurs mois aux fortifications à un mur bâti au fond d'un fossé contenant un peu d'eau. En posant les premières pierres de ce mur, il avait eu les pieds dans l'eau, une heure seulement, quinze jours avant son entrée à l'hôpital; depuis il n'avait pas cessé d'être exposé à un soleil très-ardent. (Hermel, *Gaz. des Hôpit.*, août 1842.)

L'un des deux enfants qui fait le sujet des observations de M. Thore, avait été déposé dans le tour de l'hôpital des Enfants pendant une nuit froide.

Tout en n'attribuant au froid qu'une influence secondaire, M. Matuszinski nous apprend que, dans les districts privés d'églises en Allemagne, les cas de tétanos sont plus fréquents.

Joseph Frank pensait que le froid était la cause la plus efficace du tétanos. Une longue expérience nous a appris, dit-il, que le trismus des enfants nouveau-nés peut être aussi déterminé par le refroidissement; par exemple, si s'occupant exclusivement de la femme en couches, on néglige l'enfant; si le baptême se fait dans une église trop froide ou avec de l'eau glacée; si on baigne les enfants dans des chambres froides.

Poisons. — La noix vomique, la strychnine, la brucine, substances vénéneuses des plus actives, offrent un genre de mort très-caractéristique. Ce sont des accès de tétanos d'abord alternatifs, puis la contracture devient permanente; le thorax est immobile, et la mort survient par lésion de l'innervation, de la circulation et par asphyxie, comme dans le tétanos ordinaire. Ici l'absorption est tout, car le poison, placé dans le tissu cellulaire, agit avec la même promptitude et de la même manière. La fève de Saint-Ignace, l'upas tieuté, la fausse angusture, la ciguë, la stramoine, tuent de la même manière que la noix vomique.

Le docteur Guillio a vu un tétanos produit, avec symptômes d'hydrophobie, par le poison de la cantharide. (*Mém. de Turin*, an X-XI, p. 15.)

Aliments. — Malgré l'observation de Thomas Bartholin et celle, plus concluante, de Stoerk et de Wirlhof, nous avons de la peine à croire que certains aliments puissent donner lieu au tétanos. Bartholin nous raconte ainsi le cas qu'il observa : « In publico urbis Hafniensis diverso- « rio, hospitis filia et neptis in cœna cum aliis convivis an-

« guillas in ferculo propositas comederant. Finita cœna, utra-
« que miro affectu correpta, sensibus enim interceptis, ut ne
« acus puncturam sentirent, rigidæ stabant, nonnihil su-
« binde in priora curvatis corporibus, sicut in emprosthotone
« evenit. Perstitit hic tetanus tribus diebus, sed vicibus inter-
« ruptis ; medicus vomitoriis statim ventriculum exoneravit,
« qui esculenta sola rejecit ; perseverante vero malo, ad alia
« pharmaca digressus noxium affectum jugulavit. » (Bartholin, *Hist. anatomic. rar.*, cent. IV, cent. III, hist. 24.)

Il en est de même de la présence dans l'intestin d'une bile
altérée ou de quelque autre humeur morbide, que C. Medicus
et de Haen ont dit produire le tétanos.

DISPOSITIONS MORALES. — Les dispositions morales des
blessés, les émotions vives et profondes, les frottements
agaçants, perçants, les surprises de toute espèce, les coups
de fusil, le glas des cloches, le tocsin, les orages, les coups
de tonnerre, les visites importunes et intéressées, en un
mot, tout ce qui peut vivement affecter le système nerveux,
sont autant de causes qui peuvent développer les accidents
tétaniques.

Hillanus raconte que deux jeunes gens, atteints de plaies
et en voie de guérison, éprouvèrent une émotion si vive au
récit d'une histoire plaisante, que la cicatrice se rompit et
donna lieu à des spasmes, à des convulsions, dont la mort
semblait devoir être la fin.

Ackermann observa un tétanos mortel en quatre jours,
survenu chez une jeune fille à la suite d'une frayeur causée
par les aboiements d'un chien furieux.

Dupuytren, dans son *Traité des blessures par armes de
guerre*, dit qu'il n'y a pas de doute que les dispositions morales dans lesquelles se trouvent les blessés n'influent beau-

coup sur le développement du tétanos ; il pense que l'exaltation de leurs sentiments, les émotions vives et profondes qu'ils ont pu ressentir, tant avant qu'après leur blessure, ont une grande part à sa production. Ce grand praticien a vu un blessé chez lequel le frôlement d'une robe de soie développait des convulsions ; un autre, chez lequel le frottement d'un chandelier sur une table de marbre produisait le même effet. Il rappelle qu'en 1830, des coups de fusil, des pétards, tirés autour de l'Hôtel-Dieu, en réjouissance de la victoire, causèrent le tétanos chez des blessés. Il rapporte l'histoire d'un homme poursuivi dans les salles de l'Hôtel-Dieu, jusqu'à son lit de mort, par son barbare propriétaire, réclamant sans pitié le prix de son loyer à ce malheureux, chez lequel tant de cruauté occasionna des accidents tétaniques auxquels il succomba.

Les impressions morales vives, dit M. Bégin, ont souvent provoqué le tétanos ; je viens encore d'en avoir un exemple chez un sergent-major que des fautes graves avaient fait casser. (Dict. en 15 volumes.)

Nous avons lu qu'en 1820, à l'époque du concours pour l'internat, un élève externe de l'hôpital des Enfants se rendit à l'administration, se proposant de subir les épreuves requises en pareil cas, mais il en fut empêché par un trismus violent et subit, attribué à la crainte qu'il éprouva de ne pas répondre au gré de son désir. Ses camarades tâchèrent vainement de le rassurer, et essayèrent en vain aussi de lui desserrer les dents ; ce ne fut que quelque temps après, lorsque son affection morale fut totalement dissipée, qu'il recouvra l'usage de la parole.

Un homme d'une bonne constitution et dans la force de l'âge était entré à l'Hôtel-Dieu pour une plaie contuse du gros orteil droit, causée par la chute, sur cette partie, d'une pièce de bois assez volumineuse; il souffrait beaucoup et ressentait de vives inquiétudes sur son état. Un élève qu'il interrogea sur l'issue de son mal eut l'imprudence, pour ne pas dire l'indiscrétion, de lui annoncer qu'il faudrait qu'il se décidât à l'amputation du doigt. Depuis ce moment ses inquiétudes devinrent plus fortes, ses plaintes et ses douleurs redoublèrent. On voulut aussi inutilement le tranquilliser sur son état, dont on lui avait exagéré le danger; dès le soir même on vit se déclarer des accidents tétaniques, qui allèrent en augmentant jusqu'au troisième jour, qui fut celui de la mort de l'individu.

Un voiturier eut le bras fracturé par sa voiture. Transporté à l'Hôtel-Dieu, il reçut les soins convenables; et, au bout de quelques jours, son état était satisfaisant; rien ne devait faire douter de la guérison, quand sa femme vint le voir et donna en sa présence les marques d'une vive douleur. Le malheureux, sous l'influence de l'émotion que lui causa une pareille scène, fut pris du tétanos et succomba en moins de deux jours.

Un jeune homme, après une amputation nécessitée par une blessure reçue en juin 1832, se trouvait dans un état où tout faisait espérer une terminaison heureuse. Une fausse amie vint lui faire l'homicide confidence que le gouvernement s'était assuré des blessés reçus dans les hôpitaux, pour les livrer à la justice immédiatement après leur guérison; l'inquiétude s'empara de ce malheureux et il mourut du tétanos.

Opéré le 27 avril 1851, le malade qui fait le sujet de l'observation de M. Huguier se sentait très-bien le 31, et demandait une portion d'aliments, qui fut accordée. La piqûre de la ponction et les deux mouchetures étaient cicatrisées. Dans la journée, il éprouva une forte émotion, à la vue de plusieurs personnes de sa famille; le soir, il se plaignit d'un malaise qu'il attribua à l'agitation qu'il avait éprouvée par le contentement d'avoir vu ces personnes. La nuit fut agitée, la tête lourde, et le lendemain 1er septembre on constatait un tétanos qui l'enleva à trois heures et demie du matin.

Nous croyons devoir rapporter aux mêmes causes le cas suivant, qui semble avoir été amené par l'imitation. Un blessé qui se trouvait dans de bonnes conditions de guérison, et chez lequel rien ne faisait présager cette maladie, fut subitement saisi de contractions musculaires à la vue de son voisin, blessé comme lui, expirant sous les convulsions du tétanos, et mourut lui-même bientôt après.

On a compris aussi parmi les causes du tétanos la suppression des règles, des lochies, des hémorrhoïdes, l'abus des alcooliques. Dazille assure qu'un canonnier-bombardier, homme d'une très-haute stature, fort, vigoureux, et d'un tempérament sanguin, à la suite d'excès de boissons alcooliques, fut pris du mal de gorge et de douleurs d'estomac, que l'on crut soulager par l'administration de l'émétique; mais bientôt les viscères abdominaux, déjà très-irrités, s'enflammèrent à tel point que quelques heures après le tétanos se déclara. Tous les soins furent infructueux, et le malheureux succomba au bout de trente-six heures.

Suivant Bontius, l'ivresse, qui est rarement suivie de convulsions en Europe, donne naissance au tétanos en Asie. Lavo, chirurgien de la marine, communiqua à la Société royale de médecine des observations faites à l'île de Ceylan, sur une maladie analogue au tétanos, dont sont principalement atteints ceux qui se livrent à l'usage d'une liqueur enivrante nommée calou. (Société de médecine, projet d'*instruction sur le tétanos d'Amérique*, 1785.)

Un cas de tétanos dû à l'ivresse a été observé par M. de
Simoine, à l'hôpital de la Paix, à Naples.

On l'a vu produit par des douleurs de dents cariées;
Van Swieten en a laissé une observation remarquable, que
nous reproduisons malgré sa longueur : « Sanissima et
« optimæ temperiei virgo, triginta annorum, mane surgens
« vidit sinistram faciei partem tremere, palpebram supe-
« riorem oculi sinistri depressam, angulum labiorum ejus-
« dem lateris sursum retractum. Cum autem in reliquis
« omnibus functionibus optime se haberet, et odontalgiæ
« in cariosis dentibus obnoxia sæpius tales tumores faciei
« experta esset, nullius mali suspicabatur, sed per triduum
« solitos labores exercebat, quotidie per plateas incedens
« quarta die me consuluit, et accurato examine nullam
« causam procatarcticam invenire potui, quamvis aliquid
« maligni latere suspicarer. Instituta venæ sectione satis
« larga, purgans antiphlogisticum dedi, atque incepit minui
« his factis faciei tumor, et labii retractio, et palpebra su-
« perior magis attollebatur. Verum sexto die febris accessit
« et simul sentire cœpit insolitam cervicis rigiditatem et
« difficulter maxillas ab invicem diducere poterat. Altera
« venæ sectione instituta, mollissimo emplastro cervicem,
« collum, maxillas tegi jussi, et emollientissimis decoctis
« totum corpus replere conatus fui. Septimo die, firmissime
« cohærebant maxillæ, et octavo die ad os sacrum usque
« una cum cervice totum dorsum obtiguit, et in manibus
« pedibusque instantis tetani minas sensit; facies turgida
« et inflata apparebat, febrisque manebat eadem. Undecima
« die, deltoïdes musculi in utroque brachio tumidi et rigi-
« dissimi erant et mirum in abdomine motum se sentire
« querebatur, qui, dum vel minimum loqueretur, ad car-
« diam adscendebat. Levamen a compressione moderata

« abdominis percipiebat. Dormientis manus convellebantur,
« et oculi miro modo circumvolvebantur, duodecimo die
« omnes artus rigidi erant. Decimo tertio, tensio in nucha
« incipiebat minui ; simul ac dormiturire ncip eret ,
« summo cum terrore evigilabat, et in faucibus impedi-
« mentum sentiebat, ac difficiliorem deglutitionem. De-
« cimo quarto die, incæpit brachium et collum movere,
« deglutitio melior erat, dormienti ab invicem deduceban-
« tur maxillæ, constrictæ, denuo simul ac evigilaret. De-
« cimo sexto die, mirum in abdomine motum percepit cum
« summa anxietate, absque dolore tamen. In inguine utro-
« que molestissimum dolorem, dilacerantem quasi sentit.
« Totus truncus corporis tetano rigescebat; crura tamen
« melius movebat et maxilla parum diducere poterat, vi-
« dique linguam stigmatibus albis, dolentibus, obsitam esse.
« In eodem fere statu mansit usque ad diem undevigesi-
« mum. Tunc incæpit febris augeri; simul pulsus plenior
« erat, et artus utique torrido madore perfundi. Artus melius
« movere poterat et maxillas plus diducere, sed truncus
« corporis adeo rigidus manebat, ut dum in lecto erecta
« sedere vellet, a binis mulieribus magna vi et repetitis
« nixibus elevari deberet, sicque corpus antrorsum flecti ;
« quod tamen absque dolore fiebat, licet tanta vis adhibe-
« retur. Appetitus insurgebat ; liquidos tamen cibos tantum
« sumere poterat, quia manducatio adhuc molesta erat.
« In somno tamen oculi rotabantur et facies distorque-
« batur. Vigesima die, pruritus per totum corpus aderat et
« dolor quasi dilacerans in inguine. Vigesimo primo die,
« febris minuebatur, omniaque in melius tendere vide-
« bantur. Vigesimo secundo die, circa cardiam molestum
« dolorem habuit, ut et in dorso ad eamdem cum cardia
« altitudinem. Vigesimo tertio die, maxillæ iterum diffici-

« lius aperiebantur, et in solo dextro spinæ latere rigidi-
« tatem sensit, et dolor ille cardiæ evanuerat. Vigesimo
« quarto die, dolor a lumbis ad humerum dextrum usque,
« qui levabatur compresso abdomine. Febris interim sen-
« sim decrescebat, ut et rigiditas in dextro spinæ latere,
« sed ingratum stuporem sentire incæpit in eodem loco, qui
« etiam sensim minuebatur. Unde trigesimo die febris abe-
« rat, optime appetebat, maxillas diducere poterat et lin-
« guam exercere, quæ tamen tumida et ad latus ulcerosa
« quasi apparuit. Sensit simul, ac si numerosissimi funiculi
« in dorso dissilirent, absque ullo tamen dolore. Quadra-
« gesimo ab initio morbi die, gradus adscendere et descen-
« dere potuit, posteaque integre restituta a tam difficili
« morbo, sana et incolumis jam per triennium vixit.

« Toto autem morbi decursu mens perfectissime constitit,
« et urina copiam sedimenti satis æquabilis quotidie fere
« deposuit. Postquam autem binis institutis venæ sectio-
« nibus videram tale adesse febris moderamen, ut a nimio
« ejus impetu nullus motus esset, blando victu sustinui
« vires, epispaticis pedibus applicatis impetum a superio-
« ribus averti, strictam nimis alvum clysteribus mollissimis
« bis vel ter sollicitavi, rigidas tetano partes fomentis et lini-
« mentis mollissimis fovi ; mollissima decocta et emulsiones
« similes dedi, additis subinde lenioribus nervicis medi-
« camentis et sub finem, cum vigiliæ molestæ essent, le-
« nibus anodynis somnum conciliavi. Magnum commodum
« dabat, quod per cariosorum hinc inde dentium interstitia
« potus et liquidi cibi transire poterant toto illo tempore,
« quo maxillæ pertinaciter claudebantur. » (G. Van Swieten,
« lib. I, aph. 712.)

Vers intestinaux. — Signalés par Schenkius, Rivière,

les vers intestinaux ont été regardés par Laurent de Strasbourg comme la cause unique du tétanos. Sans admettre une opinion aussi exclusive, nous pensons que le séjour de ces parasites dans nos entrailles n'est jamais innocent, et que le tétanos peut quelquefois en être la conséquence.

Heister rapporte que sa servante, âgée de trente-trois ans, éprouva subitement et sans cause une douleur atroce, ayant son siége dans la région du cœur, puis survinrent des coliques et des convulsions d'une grande violence et une aphonie complète; les sens conservèrent leur intégrité. On eut recours à la phlébotomie, mais bientôt un tétanos universel apparut avec le cortége effrayant de ses symptômes. Tous les remèdes employés furent sans efficacité, et la mort arriva le troisième jour. L'autopsie révéla dans le duodénum et près de l'orifice cardiaque de l'estomac l'existence d'une grande quantité de lombrics, dont plusieurs avaient une longueur de quinze à seize pouces. La surface interne des ventricules était ensanglantée, et quelques-uns de ses points paraissaient être le siége d'ulcérations superficielles.

Chaussier ayant été appelé pour donner des soins à un jeune homme qui éprouvait une forte constipation et de vives douleurs d'entrailles, à la suite desquelles le tétanos s'était développé, vit cet accident redoutable cesser après l'administration d'un laxatif qui donna lieu à des selles très-abondantes et à l'expulsion d'un ver énorme.

Enfin, en 1846, le docteur Marion Sims, de Montgomery, a signalé une cause nouvelle de tétanos ; elle consiste dans l'intro-pression de l'os occipital, sorte de luxation spontanée, de luxation en avant, avec enfoncement de cet os dans la cavité crânienne, occasionné par le poids du corps durant le coucher des enfants en pronation, leur tête portant sur des corps durs, sur des tampons de linge résistant, ainsi que cela est d'usage aux Indes occidentales, parmi les mères négresses et les nourrices, qui couchent leurs enfants sur des oreillers résistants. Par suite de cette pression qu'éprouve l'os occipital, os qui chez beaucoup d'enfants est très-mobile et très-dépressible, il s'enfonce petit à petit dans le crâne, se laisse chevaucher par les deux pariétaux et les portions correspondantes des temporaux, l'apophyse basilaire s'avançant quelque peu déplace le grand trou occipital, et donne lien à une compression de la moelle allongée, ou du moins à une sorte d'étranglement des nombreuses veines qui passent de l'intérieur du rachis pour se rendre dans les sinus de la dure-mère cérébrale. Cet étranglement suffit pour occasionner une stase sanguine dans le canal rachidien, et par suite une apoplexie veineuse ; de là le trismus, des convulsions générales et la mort. Le docteur Sims s'est assuré de ce fait en palpant l'occiput de ces sortes d'enfants ; il l'a trouvé enfoncé et a senti manifestement le chevauchement dont il s'agit. Dans quelques autopsies qu'il a pu faire, il a confirmé l'exactitude de son diagnostic. (*The American Journal of. med. science*, avril 1846.)

Pour nous, nous ferons remarquer que si le tétanos peut être produit par cette cause, ce ne peut être que d'une manière exceptionnelle et excessivement rare.

Telles sont les causes du tétanos, causes nombreuses, il est vrai, mais au premier rang desquelles l'observation la plus étendue, la plus judicieuse, donnée par les hommes les plus compétents, indique de placer les variations subites de l'atmosphère, surtout quand elles coïncident avec des blessures et des affections tristes.

SÉMÉIOLOGIE, ou SYMPTOMES DU TÉTANOS.

Si des causes nous passons aux symptômes, nous con-fondrons dans une même description le tétanos traumatique et le tétanos idiopathique, tout en signalant les différences qui existent entre les deux, quant à la marche et à la durée. En général, les symptômes avant-coureurs du développement du tétanos sont ou nuls ou au moins insaisissables; dans le plus grand nombre des cas il se déclare inopinément par des signes caractéristiques, et marche avec une rapidité qu'aucune autre affection ne saurait égaler. Toutefois, d'après les observations exactes de MM. Denans et Bouillaud sur le tétanos spontané, ces prodromes, quand ils existent, peuvent se résumer aux caractères suivants : pendant quelques jours il y a yeux brillants, langue saburrale, anorexie, malaise général, les digestions sont mauvaises, le ventre tendu, ses parois résistent fortement à la pression, les urines offrent un nuage qui reste fixé vers le tiers supérieur du liquide. Dehaen et Monro disent qu'il y a des bâillements fréquents et prolongés. Le sommeil perd beaucoup de son calme habituel, il s'accompagne de soubresauts, de rêves pénibles. Des douleurs vagues se font sentir dans toutes les parties du corps; on rencontre aussi la céphalalgie indiquée par Hippocrate, et une douleur tensive siégeant au niveau de l'appendice xyphoïde, s'irradiant vers le dos et la partie postérieure du cou, et dont les exacerbations sont le signal de convulsions de cette partie. Chalmers et Boyer regardent cette douleur comme un signe certain de l'invasion du tétanos. Il n'est pas rare, non plus, de constater des douleurs intestinales, des lumbago, et même tous les symptômes de certains rhumatismes; l'ouïe perd de sa vivacité; il peut survenir de la salivation, des syncopes, des tremblements dans les membres; viennent ensuite un commencement de rigidité dans les muscles et la contraction spasmodique de ceux de la face, contraction d'où résultent souvent les grimaces les plus singulières. Alors ordinairement un tétanos partiel se déclare, la déglutition devient difficile ou même impossible, et le malade rejette par le nez les aliments qu'il a pris par la bouche; ce caractère est assez constant pour que Brendel ait pu, bien des fois, sur son existence, annoncer l'arrivée de ce fléau redoutable. Marjolin insistait aussi très-fortement sur ce dernier symptôme.

S'agit-il du trismus nascentium; l'enfant, au milieu d'une santé florissante, est subitement saisi d'une agitation extrême; il pousse des plaintes et des cris continuels, mais plus sourds qu'à l'ordinaire; il saisit et quitte tour à tour le sein de sa mère. Bientôt la roideur des muscles de la mâchoire inférieure ne permet plus l'écartement, la langue et les lèvres sont aussi privées de leurs mouvements; l'enfant ne peut plus exercer la succion; il cesse ses cris; les mâchoires sont complétement occluses, et tout effort pour les séparer en romprait plutôt les os.

D'après M. Bégin, les prodromes sont loin d'être la règle commune; souvent surtout quand le tétanos succède à l'action du froid, le blessé est surpris tout à coup au milieu des conditions les meilleures en apparence, et sans que rien ait pu faire soupçonner par avance l'invasion des accidents. Le docteur Liébaut, qui a observé le tétanos sur lui-même, pense, au contraire, que les accidents tétaniques sont quelquefois précédés de prodromes, surtout quand ils surviennent à la suite d'une blessure.

Le blessé ressent d'abord dans la plaie des douleurs sourdes; la suppuration y diminue promptement et finit bientôt par se supprimer ; les chairs se boursouflent, se dessèchent, elles sont d'abord rouges. Consécutivement à ces symptômes extérieurs les douleurs deviennent plus intenses, et semblent s'étendre profondément sur le trajet des nerfs, qui sont en rapport avec la plaie ; elles s'accroissent au contact d'un air froid, des corps extérieurs même les plus légers ; puis apparaissent dans les muscles de la vie de relation quelques contractions spasmodiques vagues, passagères, accompagnées, quelquefois précédées de crampes vives ou de soubresauts dans les tendons ; bientôt ces contractions passagères s'étendent des muscles de la partie blessée aux muscles des autres parties du corps, qui se roidissent et se contractent à leur tour, souvent, et c'est même la règle la plus générale, le spasme envahit directement les muscles élévateurs de la mâchoire inférieure.

Cependant le blessé devient triste ; il est frappé d'une terreur soudaine, qui semble l'avertir du sort affreux qui le menace ; il s'effraye sans raison, devient pusillanime et timoré outre mesure ; il est privé de sommeil ; en même temps il perd l'appétit, il a la langue recouverte d'un enduit saburral ; il est en proie à une douleur de tête interne ; il bâille, il a des pendiculations ; les mouvements de sa tête deviennent difficiles, douloureux. Le malade accuse un sentiment de malaise, de tension à la base de la langue, et cette tension se convertit en une difficulté d'avaler ; puis les accidents disparaissent pour renaître bientôt, et n'être plus séparés que par des intervalles de temps de moins en moins longs, jusqu'à l'invasion définitive du tétanos bien caractérisé.

Après une durée variable de ces prodromes, les malades ressentent une gêne, d'abord à peine sensible, pour exécuter le mouvement des mâchoires ; et ici commence la véritable série

des symptômes habituels et vraiment caractéristiques du tétanos. Le plus souvent les premiers accidents apparaissent
à la mâchoire ; les muscles massélers et temporaux se roidissent, se durcissent, appliquent l'une à l'autre les arcades
dentaires, de façon que leur écartement, d'abord difficile,
finit graduellement par devenir tout à fait impossible, quelque force que l'on déploie pour le produire. Les contractions peuvent être assez énergiques pour briser les dents ; ce
symptôme, considéré par Boyer comme pathognomonique,
a reçu des auteurs le nom de trismus. En même temps les
muscles du pharynx et de l'œsophage se convulsent, le cou
devient roide, la voix s'élève de plusieurs notes, la difficulté
d'avaler est excessive, quelquefois même la déglutition devient impossible. Les glandes salivaires sécrètent un suc
écumeux et blanchâtre, qui se présente à l'ouverture de la
bouche et en découle involontairement.

Le plus souvent après un temps variable, mais de courte
durée, la rigidité se propage aux muscles de la face, les
sourcils, moins arqués que d'habitude, se rapprochent notablement l'un de l'autre, en ridant visiblement la peau mé-
diane du front. Les lèvres, légèrement écartées et tiraillées,
les commissures laissent les dents un peu découvertes ; cet
état simule le sourire, et, joint à la rétraction des sourcils
et à celle des paupières, constitue ce qu'on a nommé rire
sardonique. Bientôt ces symptômes acquièrent plus d'intensité ; la contraction devient plus forte ; les massélers sont
durs, saillants ; les lèvres, tirées en arrière, laissent les
dents entièrement à nu ; les joues sont plissées et relevées ;
les yeux enfoncés dans les orbites, fixes ou agités, sont larmoyants ; les paupières, fortement contractées, ne les déro-
bent plus à la lumière ; la face est rouge et présente un aspect effrayant ; la voix devient de plus en plus aiguë, et en-

tièrement méconnaisable; les muscles du cou, de la nuque, du tronc et des membres se roidissent, deviennent immobiles, et prennent des attitudes variées, selon la prédominance d'action de tel système locomoteur, qui alors entraîne les parties dans le sens de son action.

Tantôt les muscles fléchisseurs du cou l'emportent sur les extenseurs, la tête est fléchie sur la poitrine; la clavicule et le sternum, cédant à l'action des sterno-mastoïdiens, s'élèvent et entraînent la cage thoracique qui se dilate, en même temps que les muscles des parois abdominales se contractent, et le bassin est fléchi sur le thorax, le corps prend alors la forme d'un arc, dont la concavité regarde en avant : c'est l'emprosthotonos.

Tantôt les muscles extenseurs l'emportent sur les fléchisseurs, la tête est renversée en arrière ; la colonne vertébrale se courbe, et le corps présente, comme dans le cas précédent, une forme arquée; mais ici la concavité regarde en arrière; c'est l'opisthotonos. En exerçant une plus forte compression sur le rachis, il détermine une contraction plus interne et plus permanente des muscles du pharynx, et la déglutition est beaucoup plus douloureuse que dans le précédent.

Dans la plupart des cas, suivant Boyer, on observe l'incurvation en arrière de la tête et du tronc. Richerand dit avoir constamment vu que, dans le tétanos traumatique, les muscles extenseurs paraissaient être le siége principal de la maladie. Larrey dit avoir remarqué que l'emprosthotonos coïncide en général avec la lésion des nerfs de la région antérieure du corps, tandis que le second coïncide avec la lésion des nerfs du plan postérieur; les nerfs des deux plans sont-ils atteints à la fois, le tétanos complet s'établit.

Tantôt ce sont les muscles latéraux du cou qui sont con-

tractés, et alors la tête est penchée sur une des épaules et
le côté correspondant du corps est fortement courbé, c'est
le pleurosthotonos. Bérard jeune, lorsqu'il était à l'hôpital
Necker, en observa un cas remarquable sur un individu qui,
pour se suicider, était demeuré plusieurs jours enfoui dans
le trou d'une carrière.

Enfin, le spasme peut ne plus se borner aux muscles
d'une région, mais devenir général et s'étendre à tout le système des muscles volontaires. Tous les muscles antagonis-
tes se faisant équilibre se convulsent, se durcissent, et sont
comme pelotonnés vers leur centre. Dans cet état, les extrémités s'étendent, se roidissent, opposent une résistance
invincible à l'action des plus grands efforts.

La tête est immobile, droite, fléchie, défléchie, ou jetée
de côté; le front se ride, les yeux enfoncés dans leur orbite
et retenus par les muscles qui président à leurs mouvements sont fixés, injectés, larmoyants; la pupille est dila-
tée, les lèvres se rapprochent; leurs angles se rétractent;
le nez est pincé, les narines se dilatent, souvent le teint
est plombé.

Le corps reste droit, immobile, et tellement roide que l'on
croirait à la rigidité cadavérique, et qu'en le prenant par
une de ses extrémités on peut le soulever comme une masse
inerte et inflexible. Les parois du ventre se rapprochent de
la colonne vertébrale, présentent un plan solide et très-ré-
sistant, et comprimant les viscères, les refoulent, soit dans
les hypocondres, soit dans les fosses iliaques. Les côtes où
s'attachent les muscles abdominaux sont entraînées en bas,
et ne peuvent plus s'élever. Le diaphragme, repoussé en haut
par les viscères, ne peut plus s'abaisser. La cavité de la poitrine est visiblement rétrécie.

La langue qui, pendant quelque temps, s'était soustraite

à l'influence générale, devient à son tour affectée de mouvements spasmodiques qui la poussent contre les dents ; et si elle les surprend écartées, elle s'interpose aux arcades dentaires qui, en se resserrant subitement, la déchirent.

Le spasme ne se borne pas aux muscles volontaires, mais il envahit aussi ceux qui sont soustraits à la volonté ; le diaphragme, les muscles de l'œsophage, du pharynx, les sphincters des muscles creux et le cœur lui-même. Le thorax devient immobile. Le malade alors fait de vains efforts pour respirer ; ses yeux ouverts, sans mouvement, expriment péniblement l'anxiété qui l'accable ; la voix même est sourde à son appel, quand, dans ses accès, il veut exprimer son angoisse. Il ne fait entendre que des plaintes sourdes, étouffées, qui font entrevoir que les phénomènes tétaniques s'étendent indubitablement jusqu'au larynx.

Le malheureux patient, dans un moment de rémission, veut-il apaiser la soif qui le dévore, le contact du liquide détermine à l'instant des contractions nouvelles, qui viennent arrêter les boissons au passage. Mais si violentes et si prolongées que soient les contractions, qui peuvent aller jusqu'à rompre des muscles et même des os très-résistants, comme Pouppée-Desportes en rapporte un cas, elles s'accompagnent à intervalles irréguliers d'une détente et d'un relâchement général, que suit bientôt la réapparition de la roideur, dont l'intensité augmente encore. Cette détente ne va cependant jamais jusqu'à rendre aux parties leur souplesse normale et l'entière liberté de leurs mouvements. Le chirurgien expérimenté ne peut en tirer l'induction ni d'une guérison prochaine, ni d'une amélioration dans la maladie ; le moindre mouvement, le moindre contact, un bruit soudain, une lumière vive, la plus simple impression, en un mot, suffisant pour déterminer l'exacerbation subite des symptômes.

Le cerveau seul, dit Larrey, m'a paru, dans cet envahissement général, conserver l'intégrité de ses fonctions, jusqu'aux derniers moments de l'existence. C'est ainsi que le fils du général Darmagnac, jeune officier d'une bravoure et d'une intelligence rares, blessé gravement à Eylau, et atteint du tétanos, lui disait : « Je n'ai pas eu le bonheur de « vous trouver sur le champ de bataille, monsieur Larrey ; « maintenant vos soins sont inutiles ; j'ai fini cette carrière « glorieuse que j'avais à peine commencée ; dites à mon « père que je meurs digne de lui, et faites-lui mes adieux : « au bord du fossé la culbute. »

Le docteur Liébaut, qui fut atteint d'un tétanos dont il rapporte l'observation dans sa thèse inaugurale, s'exprime ainsi : « Mon imagination ne s'est pas égarée pendant ma « maladie. Je distinguais les personnes qui venaient me voir « rien qu'à les entendre parler dans l'antichambre ; et si « on les faisait entrer, je leur témoignais ma reconnaissance « par des larmes. Je ne pouvais voir M. Haddat, mon mé- « decin, sans en répandre. Je cherchais à lui expliquer tout « ce que je ressentais ; mais bientôt, ne pouvant plus parler, « je fus obligé d'écrire. »

Le délire ne se remarque guère que dans le tétanos traumatique, et on doit le considérer comme un symptôme de l'irritation cérébrale provoquée par la blessure. Le malade tombe quelquefois dans un état comateux, et, s'il vient à en sortir, il témoigne de l'horreur de ses souffrances, et semble faire mille efforts pour s'arracher aux liens qui l'enchaînent invinciblement.

Le plus généralement les malades accusent des douleurs cruelles, analogues à celles que déterminent les crampes, et quelquefois tellement violentes qu'elles leur arrachent des cris continuels et perçants. « Je ne puis mieux expri- « mer la douleur que je ressentais qu'en la comparant à « celle que j'ai éprouvée dans les crampes, » dit M. Liébaut.

Malgré la difficulté, quelquefois même l'impossibilité d'a- valer, le malade est souvent tourmenté par le besoin de boire et de manger ; c'est une observation qu'ont surtout faite Larrey et Laurent. Ce dernier prétend avoir remarqué une coïncidence frappante entre l'expression de ce besoin et l'existence des vers dans le canal intestinal. Larrey a ob- servé dans quelques cas une véritable hydrophobie ; les ma- lades éprouvaient une aversion très-vive pour les liquides, et si on les faisait boire par force, ils entraient dans les plus violentes convulsions.

Outre la salive épaisse, spumeuse, et parfois sanguino- lente qui sort à travers les espaces interdentaires, il y a quelquefois des vomissements ; tantôt les contractions ab- dominales rendent involontaires les excrétions alvines, tan- tôt le resserrement spasmodique des sphincters s'oppose à l'issue des matières stercorales, qui se durcissent et exigent qu'on ait recours à des canules portées au-dessus des limites des sphincters pour en favoriser l'excrétion. Les urines sont assez rares, sédimenteuses, l'émission en est douloureuse, quelquefois impossible.

Il est rare, dit Cullen, que cette maladie soit accompa- gnée de fièvre ; cependant chez quelques malades la circu- lation est accélérée ; le pouls fort, plein, rapide, repousse avec énergie les doigts du praticien. Alors, dès le début, il y a une céphalalgie plus ou moins intense, et plus tard quel- ques symptômes de délire ; la face dans ces cas est vultueuse, les yeux sont vifs, animés, la conjonctive est sensiblement injectée ; la peau sèche et chaude, la soif vive, la bouche pâteuse; la langue, recouverte d'un enduit blanchâtre à son centre, est rouge à sa pointe, de même qu'à ses deux bords. Chez d'autres malades, le pouls est très-rapide, mais petit, déprimé, filiforme, au point que bien souvent on le sent à peine battre sous le doigt qui l'explore. Par moments, de grands désordres s'observent dans son rhythme; il est intermittent, s'accélère comme par saccades, et tombe presque aussitôt dans une lenteur surprenante, qui ne dure que pendant un petit nombre de pulsations. Il y a sur les téguments une fraîcheur désagréable au toucher, s'accompagnant d'une sueur presque froide, qui présente une odeur particulière, aigrelette. La face est décolorée, les yeux sont caves, la conjonctive bleuâtre. L'amaigrissement rapide qui a lieu rend alors les malades méconnaissables en peu d'heures.

Larrey a souvent constaté un mouvement fébrile suivi de sueurs partielles aux extrémités et à la tête, se manifestant surtout le soir. Le docteur Parry prétend que l'accélération du pouls est un des signes les plus positifs de l'imminence du danger. Si le pouls, dit-il, ne dépasse pas 100 ou 110 pulsations par minute, vers le quatrième ou cinquième jour la guérison a presque constamment lieu, *et vice versa*; s'il s'accélère de bonne heure, le tétanos est presque toujours mortel. On cite cependant quelques exemples de guérison, dans lesquels le pouls donna 120 pulsations par minute; dès le premier jour, on a vu la guérison survenir après une sueur abondante, généralement non visqueuse.

Dans le déclin de la maladie, lorsqu'elle se termine par la guérison, le malade, disent Pinel, Richerand et Dumas, éprouve un sentiment de prurit et de formication à l'épine dorsale, une sensation comme de liquide qui coule du dos jusqu'au sacrum.

MARCHE. — DÉVELOPPEMENT. — L'époque où le tétanos traumatique se déclare n'est pas fixe : tantôt il paraît quinze ou vingt heures après la blessure ; tantôt ce n'est que le quatrième ou cinquième jour ; quelquefois le quinzième ou le vingtième. Son apparition est d'ailleurs subordonnée à l'action de la cause efficiante, à laquelle aucune époque ne peut être fixée. Néanmoins, les observateurs conviennent que les blessés sont plus disposés à contracter cette maladie du cinquième au quatorzième jour, ce que l'on peut rapporter à une plus grande susceptibilité nerveuse, résultat du travail qui s'est opéré dans l'économie, travail nécessaire à l'établissement de la suppuration, et qui a été précédé ou accompagné de la disparition de la stupeur, du dégorgement des vaisseaux, de la chute des escarres, et par suite du relâchement des solides, après une tension accidentelle; circonstances qui toutes concourent à rendre les fonctions des nerfs plus aisées, et ces organes plus facilement impressionnables pour les agents extérieurs. Jamais, dit Larrey, les convulsions tétaniques n'apparaissent avant le cinquième jour, et après le quinzième ; c'est là, en effet, la règle générale, mais les exceptions ne sont pas rares, et on trouve dans les auteurs plusieurs cas de tétanos chronique ou secondaire. Dupuytren (*Clinique chirurgicale*, 2ᵉ édition, 1839, t. V, p. 104) parle d'un individu qui s'enfonça profondément, dans l'éminence thénar, une cheville de bois très-aiguë; il en résulta une plaie qui guérit au bout de quelques jours. La cicatrice resta dure et sensible. Douze jours après, il se manifesta une contracture des doigts de la main; bientôt les contractions tétaniques devinrent générales; Dupuytren incisa largement, puis enleva la cicatrice; tous les moyens les plus énergiques furent mis en usage, mais ce fut en vain, le malade succomba en quelques jours.

M. de Compigny a rapporté un cas très-curieux. Il s'agissait d'un zouave âgé de vingt-cinq ans, d'un tempérament nerveux, blessé à Médéah, le 14 janvier 1841, par une balle qui lui traversa la partie moyenne de la jambe gauche. Le vingt-septième jour après sa blessure, cet homme allait sortir de l'hôpital, n'ayant plus que quelques bourgeons que l'on touchait avec le nitrate d'argent, lorsque le tétanos se déclara. (*Clinique de Montpellier*, février 1846.)

M. Lenoir a communiqué à M. Sandras le fait suivant. Un individu, passant dans la rue Dauphine, tomba, le bras étendu, contre le vitrage d'une boutique. Dans sa chute, il brisa un carreau, et se fit, avec le tranchant du verre, une blessure au pli du bras ; l'artère humérale fut ouverte en ce point, et la lésion de ce vaisseau donna lieu à une hémorrhagie abondante. Mandé peu de temps après l'accident, M. Lenoir, après avoir examiné la blessure, et avoir reconnu qu'il existait un épanchement de sang considérable dans le tissu cellulaire, ce qui eût rendu la ligature du vaisseau, dans le lieu même de la plaie, très-laborieuse, se décida à pratiquer cette opération par la méthode d'Anel. Faite sur-le-champ et avec promptitude, elle eut les suites les plus heureuses. L'hémorrhagie fut définitivement arrêtée, et les deux plaies, l'une résultant de l'accident et l'autre de l'opération qu'il nécessita, se cicatrisèrent très-régulièrement. Il y avait quelques jours seulement que cette dernière était complétement fermée, lorsque, après s'être mis sur le devant de sa boutique, et y avoir été surpris par le convoi funèbre d'une personne de ses connaissances, le blessé, actuellement bien guéri, fut pris d'accidents tétaniques très-intenses.

MARCHE. — DURÉE. — Appartenant par sa marche aux

affections aiguës, le tétanos traumatique parcourt ordinairement toutes ses phases dans l'espace de un à quatre jours ; en général, sa durée ne passe pas le huitième. Hippocrate avait dit : *Qui a tetano corripiuntur in quatuor diebus pereunt ; si hos vero effugerint, sani fiunt* ; mais l'expérience n'a malheureusement pas confirmé cet aphorisme. En effet, Samuel Cooper a vu un cas de tétanos se terminer par la mort à la fin de la cinquième semaine ; et Dupuytren combattait la sentence du grand médecin par une foule de faits qui prouvent que la mort des tétaniques peut arriver le dixième, le vingtième, le quarantième jour. Du reste, on connaît fort peu les circonstances d'où proviennent ces différences ; mais on peut présumer qu'elles se trouvent dans l'intensité des causes, leur action plus ou moins continue, les dispositions constitutionnelles de l'individu ; dans l'influence des agents qui l'environnent et dans celle du traitement.

Chez le nouveau-né, la marche est en général rapide, la durée varie de trente heures à trente jours.

Le tétanos idiopathique ne marche pas aussi rapidement ; sa durée est très-variable. Le plus souvent, la rigidité s'étend petit à petit dans tous les muscles du corps, et la terminaison est parfois heureuse, quoique les cas de mort soient assez fréquents. Plus le tétanos dure, moins la mort est à craindre. S'il se prolonge, les efforts de la nature suffisent quelquefois pour déterminer la guérison ; mais cette heureuse terminaison n'est jamais instantanée, et ce n'est qu'au bout d'un temps plus ou moins long que tous les symptômes du tétanos ont entièrement disparu.

Kerkringius, Plater, Forestus, Wepfer, ont rapporté des cas de tétanos chronique. Fernel observa une pleurosthotonos qui survenait tous les hivers, deux ou trois fois par jour.

On trouve, dans les *Archives générales de médecine* (1831), quatre cas de tétanos intermittent publiés par Dance ; deux étaient quotidiens, deux rémittents. Pescay en a inséré quatre autres dans le grand *Dictionnaire des sciences médicales*, et M. Bresse en a rapporté un dans sa *Thèse inaugurale* (1848).

TERMINAISON. — Cette terrible affection peut se terminer par le retour à la santé ou par la mort. Dans le premier cas, les accidents ne disparaissent jamais subitement, mais comme par degrés : les douleurs deviennent moins intenses ; une sueur critique apparaît au thorax et à l'abdomen ; les muscles deviennent moins roides, moins tendus ; les exacerbations se montrent à des intervalles plus ou moins éloignés ; la respiration et la circulation reprennent leur type normal ; les mâchoires se laissent plus facilement écarter, la déglutition devient moins pénible, et sensiblement tout rentre dans l'ordre.

On a noté, comme symptôme d'une issue heureuse, diverses sensations perçues par le malade, et qui paraissent annoncer la fin prochaine du spasme ; tantôt c'est un prurit ressenti dans tout le corps, tantôt un fourmillement qui a son point de départ à la colonne vertébrale, et qui diverge de là dans toutes les autres parties ; d'autres fois c'est un chatouillement analogue à celui que feraient éprouver une multitude de corps légers s'agitant avec rapidité sur le dos. En général, les phénomènes morbides disparaissent avec lenteur, successivement et dans l'ordre à peu près inverse de leur développement ; quelques malheureux éprouvent longtemps encore des élancements, des soubresauts dans les tendons, des crampes plus ou moins vives ; quelques-uns conservent des difformités qui rappellent leur affection.

On cite cependant des exemples dans lesquels le tétanos s'est dissipé tout à coup par une évacuation critique, telle que des sueurs abondantes, la diarrhée, des urines copieuses, la suppuration, le retour d'un exanthème supprimé, celui d'un principe morbifique au lieu dont il avait disparu. Le docteur Blaquière rapporte même dans sa thèse un cas de cette maladie, dont la guérison fut spontanée. (*Thèse*, 1815.)

La mort, qui est la terminaison la plus commune, surtout dans le tétanos traumatique, présente des variétés : tantôt le malade meurt au milieu des convulsions, des spasmes les plus violents et les plus douloureux ; tantôt, quinze ou vingt heures avant de cesser de vivre, il tombe dans une sorte de collapsus, accompagné d'une diminution considérable des symptômes, il y a alors défaut d'hématose, véritable asphyxie consécutive à l'impossibilité d'exécuter les mouvements mécaniques de la respiration ; d'autres fois la mort est due à une hémorrhagie cérébrale.

Dans le tétanos chronique, la maladie épuise l'action nerveuse et entraîne la désorganisation de la moelle, les malades meurent d'épuisement et de faim, dans l'impossibilité où ils se trouvent d'introduire dans leur estomac des aliments réparateurs.

Tout le monde est d'accord sur la gravité du tétanos des nouveau-nés, et les faits de guérison bien constatés de cette maladie sont fort rares. Cependant M. Thore en a publié un cas si remarquable que nous ne pouvons résister au désir de le rapporter ici. (*Archives générales de médecine*, 1845, t. XI.)

Aimard (Désirée), fille d'un jour, est entrée le 18 octobre 1842, à l'hospice des Enfants-Trouvés ; elle avait été déposée dans le tour pendant la nuit précédente, et à cause de l'état dans lequel elle se trouvait, elle fut immédiatement placée à l'infirmerie. Elle présentait une induration intense et générale, avec couleur violacée de la peau; elle avait de plus un tétanos bien caractérisé. Les convulsions cloniques occupaient toute l'étendue du corps, mais surtout les extrémités supérieures; elles se composaient de secousses rapides qui se renouvelaient cinq ou six fois dans l'espace d'une minute; les mouvements étaient peu étendus et les membres conservaient une continuelle roideur; les secousses sont aussi très-marquées au diaphragme et aux muscles abdominaux. Le tronc est tellement rigide qu'il reste droit comme une planche lorsqu'on le soulève avec la main; le rachis offre une courbure assez marquée. Mouvements convulsifs dans tous les muscles de la face; les deux mâchoires sont fortement rapprochées, et on les sépare avec la plus grande difficulté; une écume blanche et épaisse s'échappe entre les lèvres et augmente à chaque instant; l'enfant ne peut plus teter, et il est impossible de lui faire avaler la moindre goutte de liquide. Le cri est le plus souvent étouffé, fort et éclatant par moment, surtout lorsque les contractions sont moins violentes; la poitrine est sonore, la respiration inégale, les battements de cœur tumultueux; il est impossible de compter les pulsations de l'artère radiale. Absence complète d'urines et de déjections alvines. Le cordon est fortement adhérent, déjà presque desséché; aucune trace d'inflammation autour de l'ombilic. (Tilleul édulcoré, une sangsue derrière chaque oreille; bain tiède, lavement avec l'eau thériacale.)

Les sangsues ont coulé très-abondamment; l'enfant, à la suite de cette perte de sang, a éprouvé quelques syncopes incomplètes; elle a entièrement pâli et s'est affaiblie d'une manière rapide. On a eu beaucoup de peine à arrêter l'é-

coulement de sang, à cause des convulsions qui se conti-
nuaient sans relâche ; il a été nécessaire d'avoir recours à
la compression et même à la cautérisation par le nitrate
d'argent. L'état tétanique a continué toute la soirée ; puis
il a été en diminuant, et vers le soir, le tronc et les membres
commençaient à perdre leur rigidité ; dans la nuit, ils avaient
repris leur souplesse, il n'existait plus de secousses convulsives, et l'enfant s'endormit fort tranquillement.

Le 19, le lendemain, nous la trouvons, au moment de la
visite, dans un état satisfaisant. Les convulsions n'ont pas
reparu, plus de roideur dans les membres, plus d'incurvation du tronc. L'enfant est calme, crie de temps en temps ;
le ventre est un peu tuméfié ; le méconium commence à
être expulsé ; la poitrine est sonore. L'induration est toujours assez intense ; la peau a perdu sa coloration violette,
elle est devenue pâle et jaunâtre, le pouls est faible. L'enfant boit bien, et elle a dormi assez longtemps.

Le 20, la peau commence à reprendre sa coloration ; les
lèvres sont un peu rosées, ainsi que le reste de la face ; les
membres ont leur souplesse ordinaire, plus de traces dé
roideur, aucun indice de souffrance ; face calme, elle ne
crie pas, boit avec avidité. Le pouls est toujours faible,
à 120 ; il existe de l'induration du tissu cellulaire des
membres inférieurs ; encore un peu d'ictère ; elle a cessé de
rendre du méconium. (Tilleul édulcoré, frictions thériacales ;
application de flanelle recouverte de taffetas gommé.)

Le 21, l'enfant est très-calme ; plus de roideur tétanique ;
lorsqu'on lui présente le doigt, elle le serre avec force et
exerce des efforts de succion réitérés ; l'œdème, sous l'influence de la flanelle et du taffetas gommé, a presque complétement disparu. Il reste encore un peu d'induration à la
partie externe de la jambe gauche; la peau conserve une

teinte jaune; le ventre est souple, les selles demi-solides et verdâtres. (Même prescription.)

Le 22, on l'a confiée aux soins d'une nourrice; elle tète bien; son état est toujours très-satisfaisant.

Le 23, elle continue à bien teter; le ventre est souple; les selles sont jaunes et tout à fait naturelles; l'œdème a complétement disparu.

Le 31, grâce aux soins d'une bonne nourrice, elle commence à prendre de l'embonpoint et à se développer un peu. Depuis deux ou trois jours, le muguet a passé sur la langue et à la face interne des joues; il est peu épais et disposé en petites couches isolées. (Gargarismes au borax.)

Le 3 novembre, le muguet occupe la même étendue et ne gêne pas la succion.

Le 4, il est étendu jusque sur le bord des lèvres; il est devenu confluent à la face interne des joues; les selles sont jaunâtres, il n'y a pas d'érythème à l'anus.

Le 9, le muguet diminue, on en voit encore quelques plaques isolées à la face interne des joues, surtout du côté gauche.

Le 20, le muguet a complétement disparu.

Le 14 janvier. Nous avons examiné cette enfant dans le milieu et jusqu'à la fin du mois de janvier, et nous l'avons trouvée dans un état très-satisfaisant.

PRONOSTIC. — Toujours extrêmement grave, le tétanos est à bon droit redouté des chirurgiens. Le pronostic fatal est si vulgairement connu dans les pays où règne avec plus de fréquence cette terrible affection, que son nom devient la plus forte expression de gravité morbide. Les charlatans, si communs en tous lieux, et qui exploitent mieux que dans tout autre contrée la crédulité d'une certaine classe d'habitants des climats intertropicaux des Amériques, ont souvent recours à la juste terreur qu'inspire le spasme tétanique pour mieux s'emparer de l'esprit de leurs dupes. On en a entendu dire, au début de toute espèce de maladie, qu'ils avaient affaire à un tétanos. Tout alors était bénéfice pour eux, car le malade venait-il à succomber, tout le monde acceptait cet échec comme une conséquence nécessaire du diagnostic porté ; le malade guérissait-il, au contraire, le nom du guérisseur volait de bouche en bouche, et prenait d'énormes dimensions aux yeux du vulgaire, qui mesurait son mérite par l'importance de la cure merveilleuse. Ces faits donnent une idée de la gravité du mal, en faisant connaître la juste terreur qu'il inspire dans le pays où il sévit avec intensité.

Mais, pour le tétanos comme pour toutes les autres maladies, quand il s'agit de pronostic, il faut tenir compte de l'âge, du sexe, des climats, des saisons, des causes qui ont agi, des conditions au milieu desquelles il vit, des soins dont il est entouré, de l'état et de la gravité de la blessure, s'il est la suite d'une blessure.

Suivant Arétée, le tétanos serait d'autant moins grave qu'il se développerait chez des sujets plus exposés par leur âge aux atteintes de la maladie. Aujourd'hui, en consultant les faits, on voit qu'il n'est pas une époque de la vie où cette affection soit plus meurtrière que dans l'enfance. Les vieillards en sont plus souvent victimes que les jeunes gens, et les femmes, toutes choses égales d'ailleurs, succombent plus vite que les hommes. A certaines époques le trismus a décimé les nouveau-nés dans les pays intertropicaux, et tous les praticiens regardent le tétanos comme plus grave dans les saisons et dans les pays chauds.

Traumatique, le tétanos est excessivement grave ; inter-mittent, il est moins dangereux, puisqu'il peut se terminer

heureusement par les seuls efforts de la nature. Le trismus
se guérit quelquefois; l'opisthotonos, rarement; la guérison
du tétanos universel est peut-être sans exemple. Suivant
Larrey, en Égypte, l'opisthotonos serait plus rapidement
mortel que l'emprosthotonos. Le tétanos est moins à redouter s'il est partiel ou chronique. Le délire, l'anxiété, l'in-
somnie, les sueurs abondantes, visqueuses et froides, les
mouvements convulsifs fréquemment répétés sont d'un
mauvais augure.

Quoique souvent guérissable, le tétanos idiopathique est
toujours fort dangereux. Même dans les cas qui se présentent avec une certaine bénignité, l'issue n'est jamais sûre,
surtout lorsque dès le début les contractions musculaires se
montrent violentes et opiniâtres, quand la maladie se ré-
pand rapidement dans les membres et le tronc, et surtout
quand elle s'empare du thorax. Le pronostic ne s'améliore
que quand le sommeil revient, quand les contractions musculaires cèdent d'une manière durable ; il ne devient complétement rassurant que quand la maladie a tout à fait disparu.

Pour le tétanos qui reconnaît pour cause une blessure,
les cas de terminaison heureuse sont en si petit nombre,
dans certaines localités surtout, que, sans prétendre qu'il
soit toujours incurable, nous pensons qu'on ne saurait porter sur lui un pronostic trop grave. Cette affection, dit Cullen, se termine généralement par la mort, et il semble croire
que celle-ci en est une conséquence pour ainsi dire naturelle. Lecat et Jean-Louis Petit l'ont toujours vu se terminer
d'une manière fâcheuse. La mort eut constamment lieu au
bout de cinq à six jours à dater de l'apparition du trismus,
dans tous les cas observés par Richerand. Sur quarante sujets, atteints de cette affection, Monro n'en a vu échapper

qu'un seul. Heurteloup dit, en parlant du tétanos : « Je n'ai jamais vu dans ma pratique particulière, comme dans celles que j'ai pu suivre, aucun malade guérir, tous sont morts. » (*Précis sur le tétanos des adultes*, 1793.) Depuis cette époque, cependant, ce praticien a pu citer quelques cas de guérison.

D'après les résultats obtenus par les savants que nous venons de nommer, nous croyons devoir conclure que les cas de guérison peuvent être considérés comme des exceptions d'autant plus précieuses, qu'elles sont plus rares ; que, si quelques auteurs ont rapporté un certain nombre de ces cas, on ne saurait malheureusement ajouter une foi absolue à leurs récits ; et que, parmi les blessés guéris de cette affection, bon nombre mériteraient probablement que l'on considérât leur guérison comme la conséquence naturelle d'un tétanos idiopathique.

Diagnostic. — D'un aspect fort tranché, d'une physionomie *sui generis* caractéristique, constitué par la contraction involontaire, permanente et douloureuse des muscles de la vie animale et quelquefois de ceux de la vie organique, sans fièvre, avec persistance des fonctions intellectuelles et sensitives, le tétanos est, en général, facile à reconnaître. On peut cependant quelquefois le confondre avec certaines lésions, telles que le rhumatisme, l'hystérie, l'épilepsie, la catalepsie, l'hydrophobie, la méningite céphalo-rachidienne, la contracture des extrémités, la myélite, l'éclampsie, etc.

Rhumatisme. — Au début, la roideur et la gêne qui résultent d'une contusion ou d'une plaie de la région cervicale pourraient en imposer pour une contraction tétanique commençante : on pourrait encore confondre avec celle-ci le torticolis qui résulte d'une douleur rhumatismale des mêmes parties; il en serait de même du rhumatisme des membres; mais la sensibilité des muscles affectés, les douleurs dilacérantes qu'on y ressent et qui augmentent par la pression, le mouvement fébrile qui précède ou accompagne l'invasion de cette phlegmasie s'opposent à la méprise.

Hystérie. — L'hystérie est une affection apyrétique, se déclarant subitement par des sanglots, des soupirs, ordinairement de longue durée, susceptible de se produire par imitation, et se composant d'accès ou d'attaques qui ont pour caractère des convulsions générales et une suspension souvent incomplète des fonctions intellectuelles. Il y a, en outre, chez la femme, sentiment d'une boule, qui, partant de l'utérus, se porte vers le cou, et gêne plus ou moins la respiration.

Épilepsie. — Dans l'épilepsie, le début est brusque, il y a perte de connaissance, convulsions saccadées, peu étendues, plus marquées d'un côté du corps; il y a un aspect hideux de la face, qui est violacée, contournée; gêne excessive de la respiration et perte de la sensibilité, de plus une écume abondante baigne les lèvres.

Catalepsie. — La catalepsie, affection intermittente, le plus souvent apyrétique, se compose d'attaques ordinairement caractérisées par la suspension plus ou moins complète de l'entendement et de la sensibilité, et par une roideur générale ou partielle du système musculaire. Les membres conservent souvent, tout le temps de l'attaque, la position qu'ils avaient au commencement, ou celle qu'on pourrait leur faire prendre pendant cet état convulsif.

Hydrophobie. — L'hydrophobie diffère du tétanos par

une horreur constante des liquides, une ardeur et une constriction violentes à la gorge.

Méningite céphalo-rachidienne. — Présentant les mêmes phénomènes rachidiens, la méningite céphalo-rachidienne en diffère par une céphalalgie assez forte pour faire pousser des cris au malade, par son invasion le plus souvent comateuse, avec alternative de délire, de coma et de retour de l'intelligence. La constipation, d'abord fréquente, se change bientôt en diarrhée; on signale de plus des rougeurs plus ou moins vives, qui apparaissent plus ou moins promptement à la peau, et persistent un certain temps, lorsque l'on vient à passer légèrement la pulpe du doigt sur la surface cutanée.

Contracture des extrémités. — La contracture des extrémités, tétanos intermittent de Dance, n'occupe guère que les membres, et commence par eux; elle diffère du tétanos par son intermittence et sa terminaison le plus souvent heureuse.

Myélite. — La myélite s'accompagne presque toujours de paralysie, soit qu'elle précède les mouvements convulsifs, soit qu'elle leur succède, et il n'y a d'intermittence ni dans les douleurs, ni dans la rigidité.

Éclampsie. — Dans l'éclampsie, la roideur commence par les membres; il y a perte de connaissance, et jamais les convulsions ne sont exclusivement cloniques.

Maladies saturnines. — Dans quelques maladies saturnines, on remarque quelquefois un état de contracture des membres; mais ordinairement cet état est permanent, il n'affecte guère à la fois les extrémités supérieures et les extrémités inférieures; et, d'ailleurs, il est ordinairement consécutif à une ou plusieurs coliques de plomb.

Congélation. — Enfin, nous dirons, en terminant, que si la rigidité des parties, causée par un froid très-intense, a quelques rapports, quelque ressemblance avec le tétanos, elle en diffère essentiellement par la marche et la gravité.

TRAITEMENT DU TÉTANOS.

Inconnu quant à son siége, et souvent quant à ses causes, maladie très-dangereuse et presque constamment funeste, le tétanos oppose une résistance si opiniâtre aux divers remèdes qu'on dirige contre lui, qu'il n'y a peut-être pas une affection dont le traitement ait été l'objet d'essais aussi variés et aussi infructueux. Ne pouvant être soumise à aucun principe fixe, assujettie au plus aveugle empyrisme, sa thérapeutique a été de tout temps aussi variée que les opinions émises sur sa nature et sur ses causes. Chacun eut sa méthode et revendiqua quelques succès en sa faveur; or, il n'est guère de médicament un peu énergique de la matière médicale qui n'ait été essayé. Les émétiques, les cathartiques, les diaphorétiques, les diurétiques, le quinquina, les fleurs d'arnica, l'eau de Luce, le phosphore, le musc, le castoréum, l'assa-fœtida, la valériane, l'opium, l'huile, le vin, l'eau, la glace, le mercure, les cantharides, les plantes aromatiques et les baumes, ont tour à tour été mis à contribution. D'autres ont proclamé l'efficacité des opérations chirurgicales, des saignées locales et générales, des lavements, des frictions, des bains chauds et froids,

des bains de vapeur, des fomentations, des vésicatoires, l'é-
lectricité, et même l'insufflation du tissu cellulaire. D'après
cette rapide énumération, tout en nous réservant de revenir
sur un grand nombre de ces médications, nous pensons
qu'on ne saurait trop s'efforcer de prévenir le développement de cette terrible affection, et se hâter de la combattre lorsqu'elle est déclarée; en un mot, que son traitement doit être divisé en préventif et en curatif.

TRAITEMENT PRÉSERVATIF. — Le traitement préservatif
du tétanos comprend tous les soins hygiéniques, toutes les
précautions qui, souvent rejetées par le vulgaire comme ri-
dicules et exagérées, n'en sont pas moins propres à prévenir la terrible maladie qui nous occupe. Quelquefois, dans
le tétanos spontané, l'état actuel de l'individu, sa constitution connue, son caractère, la nature des agents qui l'environnent, semblent tellement le disposer à un mal qui n'at-
tend qu'une occasion, qu'une cause déterminante pour se
développer, que l'homme de l'art serait coupable s'il ne
faisait tous ses efforts pour détruire cette prédisposition ou
en diminuer l'énergie. Dans ce but, chez les personnes nerveuses on réprimera une sensibilité trop vive, et on maintiendra dans une liberté parfaite les voies digestives. On
recommandera d'éviter les excès de tous genres, le chagrin
profond, les emportements de la colère et la frayeur; car
tous les hommes sont accessibles à la crainte, et c'est bien
à tort que les stoïciens affectent une fermeté inébranlable
au milieu des événements de la vie: il y a plus d'orgueil
que de vérité dans une pareille prétention. En vain, les poëtes nous peignent des hommes n'éprouvant aucune émotion
au milieu des événements qui bouleversent les empires; en
vain l'ingénieux Horace a dit :

> Justum et tenacem propositi virum,
> Non civium ardor prava jubentium,
> Non vultus instantis tyranni
> Mente quatit solida, neque Auster
> Dux inquieti turbidus Hadriæ,
> Nec fulminantis magna manus Jovis;
> Si fractus illabatur orbis,
> Impavidum ferient ruinæ.

De tels hommes n'ont jamais existé que dans l'imagination des poëtes.

La pléthore est-elle prononcée, on la diminue par la saignée; y a-t-il suppression des menstrues ou du flux hémorrhoïdal, on applique des sangsues à l'anus, aux cuisses, à la vulve; les affections vermineuses et gastriques sont combattues dès leur début par des remèdes appropriés; en un mot, on s'efforce d'aller au-devant des accidents qui peuvent favoriser le développement de la maladie.

Cook, ce grand capitaine, a donné la leçon la plus belle et la plus efficace de médecine prophylactique, dans son troisième voyage autour du monde : veiller lui-même avec un soin extrême à la propreté et à la sécheresse des navires, rendre le temps de service des matelots plus court, pourvoir de hamacs et de vêtements de rechange pour remplacer ceux qui étaient mouillés; présider au choix des aliments; profiter de toutes les occasions pour renouveler l'eau et se procurer des fruits frais dans les contrées qu'il visitait; faire égayer chaque jour les équipages de l'escadre par la musique, les danses, etc., tels furent les moyens naturels auxquels il dut en partie la gloire de parcourir impunément les degrés les plus opposés du globe.

Dans le trismus qui peut attaquer les nouveau-nés, ce qui arrive fréquemment, comme nous l'avons déjà cité, à la Louisiane et aux Antilles, il faut, autant que possible, soustraire les enfants aux impressions de l'air, surtout en été, où des nuits fraîches et même froides succèdent à des jours très-chauds ; il faut ne pas les exposer à une trop forte chaleur ou à un trop grand froid, et enfin entretenir autour d'eux une température uniforme. On évitera en même temps de contondre le cordon ombilical ; on provoquera, s'il en est nécessaire, l'évacuation du méconium ; si rien ne s'y oppose, on prescrira l'allaitement maternel jusqu'à la première dentition ; on éloignera enfin tout ce qui peut nuire à la fragile existence de l'enfant.

Quant aux blessés, les temps et les lieux peuvent faire que les accidents auxquels les disposent leurs blessures soient ou très-rares ou très-fréquents ; ils sont en effet très-différents après les batailles ou après les insurrections. Dans le premier cas, les intempéries, les inondations, la poussière, la fumée, la faim, la soif, les chutes, les blessures variées à l'infini, la difficulté des transports, qui force à abandonner les blessés sur le champ de bataille, l'abattement, la crainte, la douleur, le désespoir, l'image de la mort, tel est en raccourci l'affreux cortége qui entoure les blessés et les expose au tétanos. Au contraire, secourus aussitôt après avoir été frappés, transportés dans des hôpitaux où se trouve en abondance le matériel convenable pour la pratique de la chirurgie, et où des soins de tous genres leur sont prodigués, ne subissant pas de longs trajets, placés non loin de leurs foyers domestiques et, par suite, moins susceptibles d'être abattus par la tristesse ou le découragement, les individus combattant dans une grande ville en insurrection sont ordinairement à l'abri de la triste complication qui nous occupe.

En 1830, sur 167 blessés traités à l'hôpital de la Charité par M. le professeur Roux, aucun ne fut atteint du tétanos.

M. Hip. Larrey, digne successeur de son père, nous apprend qu'au Gros-Caillou, sur 266 il y en eut un. Placé à l'extrémité du quartier du Gros-Caillou, à l'issue de la rue Saint-Dominique et de la rue de l'Université, sans aucun encombrement alentour, sans aucune usine transmettant des exhalaisons nuisibles, à l'abri du tumulte, de la fusillade et du tocsin, abondamment fourni en appareils, médicaments, provisions, cet hôpital se trouvait dans les meilleures conditions.

Sur 179 blessés des funestes journées de juin 1848, M. Roux ne rencontra pas un cas de tétanos.

Quoi qu'il en soit, si on redoute le tétanos chez un blessé, on ordonnera le repos le plus absolu, on éloignera toute lumière vive, tout bruit, toute odeur forte et désagréable ; *loco lucido mediocriter, nullo odore infecto,* disait Cælius Aurelianus ; on évitera enfin de les placer dans un lieu qu'un génie malfaisant semble habiter pour contrarier les efforts de ceux qui, par état, sont employés au soulagement des maux de l'humanité. On maintiendra l'appartement dans une grande propreté, on ne fatiguera pas le malade par le poids des couvertures, on le tiendra de manière à ce qu'il soit constamment dans une douce chaleur ; *lectum mollem, levem, suave calidumque esse necesse est ; nervos enim inflexibiles, duros, rigentesque morbus efficit, ægroti domicilium calidum esto.* (Arétée, *De curatione rigoris quem tetanum vocaret,* chap. VI, lib. I.)

En campagne, si l'on ne trouve pas d'édifices publics ou de maisons disposées pour établir les ambulances, on les place dans des granges bien aérées. Si l'on est privé de cette ressource, il faut à l'instant construire de grandes baraques et y étendre sur un plancher fait à la hâte une quantité suffisante de paille pour le coucher du blessé ; il faut aussi se procurer des draps, des couvertures, des pots de

7

chambre, quelques urinoires, des vases pour les boissons ; ceux-ci sont plus importants qu'ils ne paraissent, on se servira à leur défaut des bidons de campagne. Si la température est froide, on pourra chauffer, au moyen de fourneaux, les locaux où sont les ambulances.

En Afrique, où nos soldats ont des tentes d'une toile mince et claire, perméable à la pluie et n'interceptant pas les rayons solaires, on devra leur substituer celles qu'emploient les Arabes, faites d'un tissu épais, serré, de poils de chameau et qui les mettent parfaitement à couvert du soleil et de la pluie.

Le transport des blessés, malgré les importantes améliorations apportées par Percy et Larrey dans la construction des voitures, n'est jamais sans inconvénients ; c'est pourquoi il faut l'effectuer le plus promptement et le plus doucement possible, *celeriter et dulce.*

Imaginée lors de la campagne du Rhin, l'ambulance volante valut à Larrey l'approbation du général en chef Beauharnais, approbation publiée en ces termes dans le *Bulletin des Lois* et dans le *Moniteur* du 27 juillet 1793 : « Parmi « ceux des braves dont l'intelligence et l'activité ont servi « brillamment la République dans cette journée, je ne dois « pas laisser ignorer l'adjudant-général Bailly, Abbatucci, « de l'artillerie légère, et le chirurgien-major Larrey avec « ses camarades de l'ambulance volante, dont les infati- « gables soins dans le pansement des blessés ont diminué « ce qu'un pareil jour a d'affligeant pour l'humanité, et « ont servi l'humanité elle-même, en conservant les braves « défenseurs de la patrie. »

De nouveaux moyens de transports établis par l'administration de la guerre sont employés aujourd'hui, de manière à parer à une partie des inconvénients que présentait l'ambulance volante.

En Algérie, quand les douairs armés pour notre cause sont contraints à des marches précipitées, les blessés, quelle que soit la nature de leur lésion, n'ont que la selle de leurs chevaux pour moyen de transport ; mais quand les mouvements ne se trouvent pas si pressés, quand on se trouve dans un pays de ressource, lorsqu'un douair se déplace pour changer de pâturage, on a recours à des véhicules plus commodes : tantôt, ce sont des tapis roulés en couronne et placés sur le dos d'un mulet ; d'autres fois, ce sont de véritables brancards posés sur deux sacs remplis de paille et placés sur chaque flanc d'un mulet ; on dispose la litière de façon à coucher le malade soit en travers, soit en long. Quand la bête de somme est un dromadaire, on peut construire sur son dos une plate-forme pouvant porter deux ou trois personnes, qu'on recouvre d'une sorte de grande cage en osier ou en branchages revêtue de tapis ou de voiles. Ces carcasses, appelées *basonr* et *pyeresa*, sont représentées dans le tableau de *la Smala* d'Horace Vernet.

Tout travail exigeant de l'application, toute contention intellectuelle devront être sévèrement bannis. On devra surtout mettre le blessé à l'abri de toutes les commotions morales vives, car l'excès de la joie, du chagrin, les transports de la colère peuvent arrêter immédiatement le travail de la cicatrisation et faire naître le tétanos ; les plaisirs de l'amour ne sont pas moins préjudiciables, aussi doit-on éloigner jusqu'aux circonstances qui peuvent faire naître les idées voluptueuses.

La thérapeutique morale, source inépuisable qui orne et qui grandit les sentiments de l'homme, savante philosophie qu'on ne peut mieux définir que par les douces expressions de sagesse, science et bonheur, ne doit pas non plus être négligée ; il est bon, par exemple, de placer auprès du malade des personnes pour lesquelles il ait de l'affection et qui, sachant l'occuper des objets qui l'intéressent, le maintiennent dans une pensée agréable ; on éloigne en même temps soigneusement celles qui pourraient lui donner des impressions contraires qui lui seraient très-nuisibles. La musique peut même être mise à profit, comme le prouvent les faits suivants. Le docteur Therrin, pendant qu'il était chirurgien-major de l'artillerie de la garde impériale, traita avec succès, par la mélodie, un officier atteint de tétanos traumatique. Le docteur Lamarche a connu un colonel, qui fut blessé à Wagram par un obus, à l'extrémité des deux pieds ; les plaies étaient extrêmement douloureuses, parce que les filets nerveux étaient mis à découvert. Ce colonel ne pouvait se laisser panser sans la présence de quelques musiciens de son régiment, qui venaient jouer près de son lit. Il prétend que la musique a dissipé un commencement de trismus qui s'était déclaré. Le docteur Autriavi, médecin de Montpellier, au rapport de Boyer, avait à la partie antérieure du tibia un ulcère phagédénique qui le faisait horriblement souffrir, et qui lui causait quelquefois des convulsions : rien n'avait pu le soulager que la musique. Au moment de mourir, le malade fit célébrer dans sa chambre une messe de *Requiem* en musique, et c'est en l'entendant qu'il rendit le dernier soupir.

Le blessé est-il inquiet ? il faut redoubler d'efforts pour gagner sa confiance, tâcher de dissiper ses craintes, sans avoir l'air cependant d'y attacher une trop grande importance, le consoler, lui montrer un visage serein, lors même qu'on a les plus fortes raisons de croire la maladie mortelle ; car il cherche dans les yeux, dans le maintien de son chirurgien, quelque chose qui puisse lui faire deviner ce qu'il pense de sa maladie : s'il y découvre quelque chose de sinistre, il tombe dans le désespoir et le moment fatal est avancé de plusieurs jours. Il est, au contraire, retardé si le chirurgien sait dissimuler ses craintes, s'il sait employer à propos les charmes de la persuasion. Par elle, dit Marc-Antoine Petit, les doutes s'éclaircissent, les craintes s'effacent, l'espérance naît, la coupe offre un breuvage moins amer, on sourit à la main qui la donne, et la voix qui en promet les bienfaits pénètre jusqu'au fond du cœur.

Ces précautions sont surtout nécessaires à l'égard de ceux dont la victoire n'a pas couronné les efforts, et qui, attristés par la défaite, sont en proie aux idées tristes qui abattent le moral et disposent au tétanos. Telles furent les observations des médecins lors des événements extraordinaires qui concentrèrent autour de Paris, en 1814 et 1815, tant de masses armées, parties de contrées si diverses pour se ruer contre un seul empire, trahi par ses alliés et par des Français indignes ; événements qui donnèrent lieu à des désastres dont un cœur français ne peut garder qu'un douloureux souvenir.

Les qualités précédentes sont surtout indispensables au chirurgien militaire qui, chargé de remplacer auprès du soldat une tendre famille, acquitte envers le jeune guerrier et les siens la dette de la patrie. En contact plus ou moins prolongé avec les soldats, à travers les vicissitudes de la vie militaire, il s'initie aux mœurs, aux habitudes, aux passions, aux faiblesses de ces hommes simples et bons, intelligents et naïfs : casernement, nourriture, vêtements, toutes les conditions hygiéniques qui agissent sur les troupes sont soumises à son observation, et lui inspirent des mesures et des conseils que la sollicitude paternelle des chefs de corps ne manque jamais d'apprécier. Fonctionnant dans des circonstances spéciales, dont les unes sont définies par les règlements, dont les autres sont improvisées par la guerre; tantôt il brave des émanations pestilentielles, lutte dans les hôpitaux contre les maladies meurtrières et leur arrache des victimes; tantôt il suit le soldat sous le feu de l'ennemi, le relève blessé et le conserve au pays. Toujours pénétré de cette pensée de Montaigne : « Ce n'est pas par la monstre que « nostre ame doit jouer son rôle, c'est chez nous, au dedans, « où nuls yeux ne donnent que les nostres. » Depuis Ambroise Paré, qui releva par sa présence le courage ébranlé de la garnison de Metz, jusqu'aux Percy, aux Desgenettes, aux Larrey, et aux illustrations vivantes que nous ne nommerons pas de peur d'offenser leur modestie, les officiers de santé ont contribué, nous ne craignons pas de le proclamer, au succès de nos armes. L'art qui conserve, qui répare, qui fortifie, n'est pas moins précieux dans l'organisation militaire, et n'exige pas moins de courage pour être dignement exercé, que l'art qui préside à la lutte et dirige la destruction. Partout les chirurgiens militaires inspirent la confiance, raffermissent le moral; qu'ils s'attribuent donc une part dans le succès, et qu'ils disent avec un juste orgueil qu'eux aussi ont eu des fatigues à supporter, des dangers à courir, et se sont exposés aux blessures et à la mort pour la gloire de la patrie.

A-t-on à soigner les victimes des partis politiques? on devra s'opposer aux interrogatoires de la police, dont les investigations seraient souvent funestes aux malheureux blessés. Tout le monde connaît la noble et belle conduite des chirurgiens de Paris, lorsque, en 1832, excité par des conseils perfides, le préfet de police voulut exhumer, à l'occasion des 5 et 6 juin, la fameuse ordonnance de 1666, mesure barbare, inconnue jusque-là, et dont la pensée n'était jamais venue sous les divers régimes de la Terreur, du Consulat, de l'Empire et de la Restauration. Mieux inspiré en 1848, le gouvernement, n'obéissant qu'à la voix de l'humanité, fit transporter les insurgés dans les hôpitaux, et là, mêlés dans les salles avec les autres blessés, ils reçurent les mêmes secours, les mêmes consolations, les mêmes aliments, la profession et l'état social ayant été à dessein omis sur les pancartes.

Quelle que soit la température de l'air ambiant, on devra surtout éviter de laisser refroidir le blessé. Ainsi, sous aucun prétexte, il ne devra quitter la salle qu'il habite pour aller satisfaire ses besoins dans un local dont la température serait différente, et surtout exposé aux courants d'air; on l'empêchera, à plus forte raison, de faire des promenades au dehors et de s'exposer au vent, à la pluie, surtout si l'atmosphère est froide et humide. Si on ouvre les fenêtres ou les portes pour renouveler l'air, les rideaux du lit seront fermés, et le blessé se tiendra caché sous les couvertures, ne laissant passer que le visage au dehors.

Au moment du pansement, qui devra être fait promptement et le plus légèrement possible, toutes les issues devront être fermées, car il faut surtout redouter l'action alternative du froid et du chaud. Plus la température sera basse et variable, moins on devra renouveler les pansements, précepte dont les avantages ont été souvent appréciés et mis en usage par les chirurgiens militaires, malgré l'opinion du vulgaire. Dans l'affreux désordre qu'on appelle la retraite de Moscou, Napoléon étant à Viazma, dans une forêt couverte de givre et de neige, par un froid de 15 degrés Réaumur, un de ces personnages officieux qui veulent faire leur cour à tout prix vint lui dire qu'un convoi de blessés n'avait pas été pansé depuis la veille. Furieux, indigné, l'empereur fait venir Ribes, chargé de ces blessés, et lui dit avec colère : « Est-il vrai, monsieur, que les blessés n'ont pas été pansés ? c'est une chose affreuse ! — Oui sire, répondit avec une respectueuse fermeté le docteur, ces blessés n'ont pas été pansés hier, ils ne le seront pas aujourd'hui ni peut-être demain, la rigueur du froid étant telle que nous n'osons lever les appareils. — Alors, c'est différent, reprit doucement Napoléon, faites comme vous l'entendez, docteur, je m'en rapporte à vous. »

Si des débridements sont nécessaires, il faut les pratiquer et extraire les corps étrangers, projectiles lancés par la poudre à canon, portions de vêtements, esquilles ; dans le cas de fracture comminutive, il faut réduire et maintenir exactement réunis les fragments osseux, ou les reséquer si leurs extrémités aiguës s'enfoncent dans les chairs.

Un jeune homme, dit Monteggia, avait à la plante des pieds une plaie suppurante produite par un petit morceau de bois qui y était resté, lorsqu'il fut atteint de tétanos ; je dilatai la blessure, et je trouvai le corps étranger que j'ai extrait, après quoi le tétanos disparut sous l'emploi d'autres moyens.

Heurteloup dit qu'aux Antilles les nègres qui marchent nu-pieds s'enfoncent souvent dans ces parties des éclats de bois, des clous, des épines ; qu'ils retirent ces corps étrangers, et font saigner la plaie, puis qu'engourdissant la plante du pied en la battant, ils préviennent ainsi le mal de mâchoire.

En 1813, après la bataille de Dresde, on réunit à Gross-Garten, château du roi, situé aux portes de la ville, un grand nombre de blessés auxquels on n'avait appliqué jusque-là que des appareils incomplets. Ces hommes, au nombre de plus de 200, blessés généralement aux membres, étaient presque tous agités par la fièvre et par de vives douleurs. En les examinant on trouva les plaies enflammées, les parties environnantes chaudes, tendues, tuméfiées ; des débridements furent pratiqués, des corps étrangers extraits, et, dès la nuit suivante, les plaintes et les souffrances avaient presque entièrement cessé. (Bégin, *Bulletin de l'Académie nationale de médecine*, t. XIV, p. 95.)

Dupuytren insistait fortement sur la nécessité d'enlever les corps étrangers, et disait qu'il avait vu l'oubli de ce précepte coûter la vie à plus d'un malade.

En multipliant les pansements on tourmente trop la plaie. Dans les dernières campagnes de l'Empire, on constata souvent les heureux effets de l'absence des pansements répétés. Ainsi, beaucoup de blessés, pansés sur le champ de bataille de Leipsick, arrivèrent à Mayence, portant encore le premier appareil, et tous étaient dans le meilleur état.

Si les nerfs sont compris dans une ligature, s'ils sont pincés ou tirés dans une cicatrice, il faut faire tantôt la section de la ligature, tantôt une incision comme cela réussit si bien à Larrey. Il s'agissait d'un tétanos survenu à la suite de la lésion du nerf sus-orbitaire ; les symptômes du tétanos furent arrêtés par l'incision des fibres de l'occipito-frontal, des nerfs et des vaisseaux jusqu'à l'os. On pourrait encore appliquer un cautère actuel sur toute l'étendue de la plaie, et principalement au point qui paraît le plus douloureux. Deux fois Larrey obtint un amendement notable des accidents en rappelant la suppuration de la plaie par l'application de larges vésicatoires sur le moignon.

Dans tous les cas, on évitera l'usage des liquides âcres et irritants dans les pansements ; on ne tarira pas la suppuration, et les lèvres de la plaie seront rapprochées et recouvertes de topiques doux et émollients. Heurteloup recommandait l'eau marinée dans les pansements des plaies d'armes à feu, et regardait l'usage de ce moyen comme préservatif du tétanos. Larrey se servait aussi d'une solution de chlorhydrate de soude.

Dupuytren donnait du vin aux blessés, mais ces blessés étaient de ceux dont Montesquieu a dit qu'il faut les écorcher pour les faire souffrir, c'étaient des Russes. Brodie disait : « J'aurais sauvé 1,000 opérés que j'ai perdus, si j'avais donné des aliments. » Malgré l'opinion de ce grand chirurgien, nous pensons que la quantité d'aliments doit être mesurée sur le degré d'irritation de la plaie ; que l'on doit s'abstenir des aliments épicés, des boissons excitantes, des alcooliques, etc. ; car on a souvent reconnu les effets désastreux d'un seul écart de régime chez des personnes placées dans les meilleures conditions et qui semblaient toucher au terme de leur guérison.

Tels sont les moyens prophylactiques à l'aide desquels on peut quelquefois prévenir le développement de cette terrible affection ; mais qui, insuffisants dans la majorité des cas, réclament à leur suite un traitement curatif que nous allons maintenant faire connaître.

TRAITEMENT CURATIF. — Les nombreuses médications qui ont été employées et préconisées tour à tour dans le traitement du tétanos peuvent se diviser en deux grandes classes, selon leur mode d'application et d'action : d'une part ce sont les remèdes externes, de l'autre les médications internes. D'après cela nous allons tâcher de déterminer quelles sont les méthodes qui ont eu le plus de succès.

TRAITEMENT EXTERNE. — Le traitement externe comprend

les émissions sanguines, les bains, les affusions, les applications émollientes, les vésicatoires, les moxas, les cautères, les inhalations anesthésiques, et enfin les opérations
chirurgicales.

ANTIPHLOGISTIQUES. — Comme tous les autres remèdes
les émissions sanguines ont été vantées ou rejetées; nous
sommes cependant obligés de dire que les anciens prati-
quaient la saignée avec beaucoup de hardiesse dans le traitement du tétanos. Ainsi Hippocrate prescrivait les saignées
répétées, Arétée dit positivement qu'il faut y avoir recours
soit que la maladie soit produite par une plaie, par le froid
ou par un avortement. Suivant Cælius Aurelianus, il ne
faut pas balancer à saigner si les douleurs sont véhémentes;
enfin Celse et Galien ont jugé que la saignée était aussi nécessaire dans le tétanos que dans les maladies les plus aiguës,
mais qu'on devait, pour la pratiquer, consulter les circonstances dans lesquelles se trouvait le malade. Parmi les
modernes, Dehaen est le seul qui paraisse l'avoir pratiquée
avec confiance. Fournier-Pescay, Larrey, Dupuytren, Boyer,
les chirurgiens et les médecins de nos jours la conseillent
toutes les fois que le malade est vigoureux, pléthorique, si
le pouls est plein, dur, accéléré, et surtout si une évacuation
sanguine a disparu. Cependant quelques praticiens l'ont
portée à un degré d'abondance tellement extraordinaire que
l'imagination s'en effraye, et, comme le dit avec raison
M. Bégin, le succès seul peut la justifier. Ainsi, Lepelletier
tira en peu de jours 7,500 grammes de sang à un tétanique
qu'il guérit. Le 16 avril 1829, jour où M. J. Cloquet communiqua le fait si curieux d'extirpation d'un sein cancé-
reux, sans le moindre signe de sensibilité, chez une femme
en état de somnambulisme magnétique, Lisfranc présenta

à l'Académie de médecine un jeune homme qui, à la suite de travaux très-fatigants, et après avoir éprouvé un tiraillement subit, une sorte de torsion du rachis, fut atteint des symptômes manifestes d'un tétanos violent. Il fut guéri au bout de neuf jours, pendant lesquels on employa les moyens suivants : 1° huit saignées du bras furent pratiquées; les quatre premières, de quatre palettes chacune, furent faites dans les deux premiers jours de l'entrée du malade à la Pitié; 2° 792 sangsues furent appliquées, savoir : une cinquantaine sur la région épigastrique (il existait des signes d'irritation gastro-intestinale), et tout le reste sur la région de la colonne vertébrale ; 3° on donna tous les jours, matin et soir, un quart de lavement, dans lequel on versa depuis 25 gouttes jusqu'à 210 gouttes de laudanum. Le malade ne fut complétement guéri que le vingt-quatrième jour. Malgré l'abondance des évacuations sanguines, le pouls conserva toujours assez d'élévation. Trois ou quatre jours après la cessation du traitement, le malade put se lever et faire quelques pas; le seizième jour de la guérison, il vint de l'hôpital de la Pitié à l'Académie de médecine à pied; il était pâle, mais ne se plaignait pas de faiblesse.

En 1843, M. Jobert de Lamballe sauva un individu atteint de tétanos en lui enlevant 5 kilogrammes 325 grammes de sang par la saignée, et en lui appliquant 53 ventouses scarifiées et 100 sangsues.

Vogel préférait l'artériotomie; Lisfranc conseillait la saignée du pied ; Broussais, Marjolin, Dupuytren recommandent expressément l'application des sangsues le long de la colonne vertébrale ; Larrey leur préférait les ventouses scarifiées.

Chez les enfants, le traitement le plus convenable et le plus rationnel consiste dans l'emploi des émissions sanguines. Ce moyen a souvent réussi à Portal. Ollivier pense qu'elles doivent être employées avec énergie, et que le peu de mieux qu'on en a tiré provient peut-être de ce qu'on a craint d'enlever une trop grande quantité de sang chez des enfants si jeunes. Il conseille l'application des sangsucs, soit sur le rachis, soit aux apophyses mastoïdes, et de préférence les ventouses qui produisent moins de douleur et retirent une plus grande quantité de sang dans un temps beaucoup moins long. Le cas de M. Thore, rapporté plus haut, prouve en faveur de cette méthode.

Les émissions sanguines combattent l'irritation de la moelle et produisent une détente générale qui favorise l'action des moyens adjuvants; employées chez les enfants, chez les gens pléthoriques, chez ceux qui ont la face animée, la conjonctive injectée, le pouls plein, dur, fort, variant avec rapidité, elles peuvent procurer la guérison lorsqu'elles sont le moyen dominant. Dans ce cas, nous pensons que les praticiens n'auront qu'à s'en louer, qu'elles soient générales ou locales sur le trajet de la colonne vertébrale.

Bains. — Peu goûtés des Grecs et des Romains, les bains ont eu leurs partisans et leurs détracteurs : ceux-ci ont recommandé les bains tièdes, ceux-là les bains froids, d'autres ont préconisé les bains alcalins, d'autres les bains de vapeur, et comme il arrive toujours les uns et les autres ont cité des faits, soit pour appuyer leur sentiment, soit pour combattre celui de leurs adversaires. Un aperçu rapide va nous faire connaître les diverses opinions et les résultats différents qu'ils ont fournis.

Bains tièdes. — Placés au nombre des meilleurs antispasmodiques que l'on ait en son pouvoir, les bains tièdes ont toujours été regardés comme généralement utiles dans le traitement des affections convulsives. Les praticiens, guidés par ce principe, les ont essayés contre le tétanos, mais le succès ne paraît pas avoir répondu à leur attente. Préconisés contre le tétanos chronique par Bajon, qui les regarde comme un des remèdes les plus efficaces, quand on les emploie d'une manière continue, les bains tièdes ont été essayés en Espagne et n'ont jamais produit qu'un soulagement momentané. Procurant quelquefois un peu de mieux, en général ils ne réussissent pas ; ainsi Chalmers, qui les a souvent employés, a observé qu'ils avaient surtout pour avantage de rendre la déglutition plus facile ; mais il avoue que ce moyen est loin d'avoir amélioré dans tous les cas la position des tétaniques ; bien plus, quelques individus ont paru en éprouver de funestes effets. Hillary, qui exerça longtemps dans les pays chauds, dit avoir vu quelquefois des malades mourir au moment même où on les retirait du bain ; quoiqu'ils n'y fussent pas restés plus de vingt minutes. On lit dans Dehaen qu'un homme affecté de tétanos mourut au sortir d'un bain tiède. L'un des auteurs du *Compendium de chirurgie* fut témoin d'un événement de ce genre à l'hôpital Saint-Louis, sur un malade qui avait été pris du tétanos à la suite de l'opération de la castration, et qui expira pendant qu'on le tenait plongé dans la baignoire. Doit-on attribuer la mort à l'effet du bain ou au déplacement que l'on fait subir au malade pour l'y mettre, déplacement qui réveille presque toujours le spasme ? La mort, dans ce cas, n'aurait-elle lieu que parce que l'on recourt à ce moyen quand la maladie ne présente pas de ressource ? On l'ignore.

Les bains tièdes relâchent les tissus, favorisent la transpiration et tendent à amener un degré de faiblesse favorable à l'administration de l'opium. On peut donc y avoir recours mais comme moyen auxiliaire. Dans tous les cas, il faudra prendre toutes les précautions possibles pour ne donner au corps aucune secousse en plaçant le malade dans la baignoire. Ce moyen paraît jouir aussi d'une certaine efficacité contre le tétanos chronique.

BAINS FROIDS. — Les bains froids ont également produit des effets opposés, ce qui a entraîné les praticiens à porter sur cette médication des jugements différents, à la louer ou à la blâmer, selon qu'elle avait réussi ou échoué entre leurs mains.

Hippocrate dit que les bains froids réussissent quelquefois, il les prescrivait quand la saison était chaude et les malades jeunes et vigoureux. Avicenne a écrit que plusieurs de ses malades avaient été guéris par ce moyen, mais il n'entre dans aucun détail.

Dehaen cite plusieurs observations dans lesquelles le bain froid fut très-efficace. Callisen ne lui accorde pas une grande valeur, si l'on en juge par l'opinion qu'il a professée en ces termes : *Immersio subita, iterata totius corporis in aquam frigidam in tetano a causâ internâ mire prodest, in tetano a causâ externâ minorem effectum præstat.*

Heurteloup, dans son *Précis sur le tétanos des adultes,* donne une observation qui prouve que le bain froid peut être employé avec succès dans le tétanos traumatique, surtout quand il n'y a pas une marche rapide. Cullen et Rivière en ont aussi obtenu de bons effets. Currie les préconisait au moment même des accès convulsifs et se louait beaucoup de cette méthode, qui a également réussi dans les mains d'Irwing.

Barrère, médecin à Cayenne, prétend avoir retiré de grands avantages des bains froids dans le tétanos des enfants. Il assure que les négresses emploient avec succès cette méthode ; qu'elles plongent leurs enfants dans l'eau froide , dès qu'elles s'aperçoivent qu'ils commencent à être pris du tétanos, et que communément ils guérissent. Bajon prétend que ce moyen n'a jamais réussi.

Wright rapporte plusieurs observations de succès obtenus par le bain froid dans le traitement du tétanos. Dans les Indes occidentales, où cette maladie est très-commune, ce moyen est devenu d'un usage presque général. On plonge le malade dans l'eau, et de préférence dans la mer, ensuite on l'essuie avec soin, puis on l'enveloppe de couvertures et on lui donne une forte dose d'opium. Ordinairement une rémission considérable des symptômes en est le résultat, mais elle n'est pas de longue durée, et l'on est obligé de recommencer au bout de quelques heures. Cependant, en réitérant les immersions et le narcotique, on parvient, d'après cet auteur , à obtenir des intervalles plus longs de repos et à procurer une guérison complète, quelquefois même très-prompte.

Larrey, dans ses *Mémoires de la campagne d'Autriche*, donne l'observation d'un soldat du 75e de ligne, blessé à la cuisse droite ; un tétanos survint ; les bains froids furent administrés. Les premiers produisirent une sensation extrêmement pénible au malade et n'apportèrent aucune amélioration. A l'aspect du troisième bain, il éprouva une horreur invincible pour l'eau de sa baignoire, où il refusait d'entrer ; mais on le couvrit d'un drap de lit, et sans le prévenir on le plongea dans l'eau. A peine fut-il immergé dans ce liquide, que la roideur tétanique augmenta, et qu'il éprouva des convulsions horribles. On fut obligé de le retirer de suite de la baignoire et de le transporter dans son lit. Dès ce moment, la déglutition fut impossible et la contraction musculaire portée au plus haut degré de roideur.

Quoique d'incontestables succès soient dus à cette médication, d'après le fait de Larrey et bien d'autres qu'il serait trop long de rapporter, nous pensons que l'on doit user des bains froids avec la plus grande réserve. On devra surtout les redouter chez les enfants qui ne les prennent qu'avec une répugnance extrême ; chez les adultes, s'ils ne sont pas administrés avec tout le soin et toutes les précautions nécessaires, les malades sont exposés à prendre froid, et la maladie en est aggravée; d'où nous concluons qu'on devrait les réserver pour les pays chauds et les rejeter dans les contrées froides ou tempérées.

Bains alcalins. — Les bains alcalins forment la base de la méthode de Stutz, intitulée : Manière nouvelle et sûre de guérir le tétanos. (*Bibliothèque germanique*, t. VI, p. 127.) La première observation concerne un pauvre militaire, chez lequel le tétanos se déclara à la suite d'une plaie d'arme à feu du pied. Les accidents allèrent croissant pendant dix-huit jours, malgré des doses énormes d'opium ; le malade était mourant, quand Stutz, lisant le travail de Humboldt sur l'irritabilité, eut recours aux bains alcalins, d'où résulta un soulagement immédiat. Il continua l'emploi de ces bains, fit prendre chaque jour à l'intérieur des doses énormes d'alcali, 3 grammes et plus, dans les vingt-quatre heures ; des sueurs chaudes et abondantes se déclarèrent et le malade guérit.

La deuxième observation est peu probante : les accidents empirèrent malgré l'alcali ; on y joignit l'opium, que l'on porta à près de 1 gramme par jour ; vers le neuvième jour, la peau se couvrit de sueur et la guérison survint.

Dans la troisième, les accidents n'étaient pas très-développés, lorsque le traitement fut mis en usage, et ils furent promptement enrayés. Stutz indique encore quelques autres cas de guérison, mais il n'entre dans aucun détail, en sorte qu'on ne peut en apprécier la valeur.

Quelque satisfaisants que paraissent les résultats annoncés par Stutz, on ne doit pas laisser ignorer aux chirurgiens que la méthode de ce praticien ne doit pas leur inspirer une trop grande confiance. Boyer dit avoir fait deux fois usage de ce traitement, et, quoiqu'il n'ait rien négligé des précautions que recommande le médecin allemand, il a eu la douleur de voir périr ses deux malades.

Antheaume, de Tours, a conseillé la potasse en bains généraux. Il en mettait de 10 à 120 grammes dans un grand bain, et y plongeait le tétanique jusqu'à ce qu'il survînt un peu de résolution ; il recommençait ainsi plusieurs fois par jour, jusqu'à ce que le spasme eût entièrement cessé ; dans sa thèse inaugurale, il rapporte un certain nombre d'observations qui semblent assez concluantes. Cependant les réflexions que nous avons faites relativement au médecin allemand peuvent s'appliquer également au traitement proposé par le médecin de Tours.

Bains de vapeur. — L'histoire de la science présente des exemples de succès observés sur des malades qui n'ont été soumis à nulle autre influence qu'à celle de la chaleur. Ambroise Paré, au septième livre de ses œuvres, dit que « quand le spasme survient, le malade doit être mis en lieu chaud comme estuve.» On lit en outre, dans le même auteur, une observation qui prouve qu'il attachait une grande importance à ce mode de traitement, et que, suivant l'exemple de Pline, il prenait tous les moyens de provoquer des sueurs abondantes chez les blessés atteints de tétanos. Voici un

extrait de cette observation dans le langage naïf et pittores-
que du père de la chirurgie française. « Un soldat avoit reçu
un coup de feu au poignet ; la gangrène survint jusqu'au
coude, ce qui obligea à pratiquer l'amputation du bras avec
l'avant-bras ; or, dit A. Paré, quinze jours après survint un
spasme, lequel j'avois auparavant prognostiqué, à cause du
froid, et qu'il estoit mal couché en un grenier, là où non-
seulement avoit pas de couverture, mais aussi estoit exposé
à tous vents, sans feu et autres choses nécessaires à la vie
humaine. Et le voyant en tel spasme et rétraction des membres, les dents serrées, les lèvres et toute la face tortue et
retirée, comme s'il eust voulu rire du ris sardonique, qui
sont signes manifestes de convulsions, esmeu de pitié, ne
pouvant autre chose luy faire pour lors, le fis mettre en une
estable en laquelle estoit un grand nombre de bestail et grande
quantité de fumier. Après, enveloppa le patient en un drap
chaud, le situant audit fumier, l'ayant premièrement garny
et couvert de paille blanche, puis fut dudit fumier très-bien
couvert où il demeura trois jours et trois nuits sans se lever
dedans, lequel lui survinct un petit flux de ventre et une
grosse sueur, etc.; par ce moyen fut guary dudit spasme. »
(A. Paré, *OEuv. compl.*, édit. Malgaigne, 1840, t. II, liv. X,
chap. XXVIII, p. 233).

En 1784, François d'Auxerre, chirurgien de la gabare
la Seine, commandée par La Pérouse, se trouvant dans les
mers de l'Inde, eut à traiter un matelot atteint de tétanos
traumatique. Pour se préparer à un combat qui allait être
livré, on descendit le blessé à fond de cale et on referma sur
lui l'écoutille. Il resta ainsi pendant quatre heures consé-
cutives, plongé dans une atmosphère très-chaude et non
renouvelée. La bataille finie, on s'occupa de le retirer, et
on apprit qu'il n'avait pas tardé à être saisi d'une chaleur

extrême, suivie de transpiration abondante ; on le trouva, en effet, baigné dans la sueur, extrêmement faible, mais complétement débarrassé des contractions tétaniques. Il guérit. (François, *Du Tétanos traumatique*, Bruxelles, an XI.)

Parfait pour son siècle, le procédé d'Ambroise Paré a été perfectionné et a donné l'idée d'employer les bains de vapeur contre le tétanos.

Le docteur Marsh a publié trois observations desquelles il résulte qu'au bout de quelques jours le tétanos disparut complétement sous leur influence.

Sanson paraît avoir retiré de nombreux avantages de ce moyen ; dans un cas qui se présenta dans son service à l'hô-pital de la Pitié, les bains durent être continués longtemps, et leur nombre fut si considérable, que l'administration des hôpitaux, qui faisait alors venir les bains de vapeur du dehors, eut à solder une note de 360 francs.

M. Dauga a vu de très-bons résultats suivre l'emploi des bains de vapeur, chez un sujet atteint de tétanos traumatique. (Thèse, 1836, n° 296.)

En juillet 1845, un homme d'une cinquantaine d'années, ouvrier, d'assez bonne constitution, fut blessé à la plante du pied gauche. A l'examen il présentait une plaie contuse, sur le bord plantaire interne, s'étendant depuis le talon jusqu'au milieu du métatarse, ayant, par conséquent, une longueur de 15 centimètres au moins. On la traita par les irrigations d'eau froide pendant les douze premiers jours. A cette époque, la lésion était déjà en bonne voie de guéri-son, le malade ne souffrait plus, mais le bourgeonnement ne paraissait pas très-abondant. On cessa les irrigations et on pansa la plaie simplement, avec de la charpie et du cérat. La nuit suivante le malade eut chaud, il se découvrit et resta dans cet état jusqu'au lendemain. Bientôt un rhume se déclara et cet homme fut saisi de douleurs rhumatismales et d'une légère roideur à la mâchoire inférieure, laquelle persista pendant trois ou quatre jours. Alors le malade commença à accuser des roideurs dans le membre inférieur gauche, avec des espèces de tremblements ou de secousses convulsives, petites et répétées. Bientôt après les mêmes phénomènes se déclarèrent dans l'autre membre abdominal, puis les muscles du tronc se prirent à leur tour de bas en haut. Le cou, les mâchoires se roidirent; l'œsophage se contracta et les autres symptômes ordinaires du tétanos furent manifestes. M. Robert prescrivit des bains de vapeur prolongés jusqu'à la syncope, qu'on répéta chaque jour, et des pilules d'opium de 5 centigram. chaque, au nombre de deux, trois ou quatre par jour. Le mal ne fit pas de progrès, la roideur diminua, les convulsions s'apaisèrent, et le malade guérit en peu de jours.

Déjà M. Robert avait observé un cas de tétanos survenu à la suite de plaie et qui s'était guéri à l'aide de bains de vapeur répétés jusqu'à la syncope.

M. Lenoir compte aussi beaucoup sur l'action des bains de vapeur; leur efficacité lui a été démontrée dans plusieurs cas, elle est d'autant plus assurée pour lui que les bains sont plus fréquents et plus prolongés.

Signalés par les praticiens distingués que nous venons de nommer, nous pensons qu'unis aux narcotiques les bains de vapeur peuvent être appelés à jouer un rôle important dans la thérapeutique du tétanos. Nous ferons seulement remarquer qu'une grande circonspection est nécessaire dans leur emploi, à cause de l'action stimulante et congestive du calorique qu'on est obligé de faire intervenir dans le bain et qui pourrait aggraver fâcheusement le mal, si la sueur qui doit s'ensuivre n'était pas très-abondante. Enfin, en campagne, lorsque les chirurgiens militaires manquent de moyens de traitement convenables, nous pensons qu'ils pourraient souvent avoir recours avec succès au moyen qui réussit si bien au chirurgien de Charles IX.

AFFUSIONS, APPLICATIONS FROIDES, FOMENTATIONS. — Valescus rapporte plusieurs exemples de tétanos qu'il guérit par l'affusion de l'eau froide, mais il y joignit les onctions huileuses longtemps continuées. Bajon n'en a obtenu aucun avantage et convient que Barrère, qui exerçait dans le même pays quelques années avant lui, employait avec beaucoup de succès les douches d'eau froide.

Le docteur H'Girt rapporte un cas dans lequel il n'eut qu'à se louer de l'application de la glace sur la colonne vertébrale ; le malade ne trouvait pas d'expression pour exprimer le bien-être qu'il éprouvait de l'emploi de ce moyen.

La *Revue médicale*, tome Ier, 1833, contient des observations de M. François Ollivier Doucet, médecin à New-York, qui paraissent prouver l'utilité des douches froides dans le tétanos traumatique.

Au dire d'Hippocrate et de Boyer, les fomentations faites assidûment sur les pieds et les jambes, pouvant être employées sans mouvoir le malade, n'ayant pas les inconvénients des bains, peuvent être avantageuses.

D'après ces résultats, nous pensons que les affusions, les applications froides et les fomentations ne jouissent d'aucune propriété spéciale contre le tétanos. Nous exceptons cependant, avec M. Bégin, les fomentations froides sur la tête, le malade étant dans le bain, lorsque la roideur des muscles de la tête et du cou est considérable, quand le pouls est plein, et enfin quand l'encéphale paraît être affecté d'une congestion sanguine.

LINIMENTS; APPLICATIONS ÉMOLLIENTES. — Outre les moyens que nous venons d'énumérer, on a encore conseillé, comme applications extérieures, certains liniments. Arétée enveloppait le corps de morceaux de laine trempés dans des décoctions émollientes ; Cælius Aurelianus appliquait sur les parties musculaires des vessies remplies d'huile chaude, des sachets remplis de semences de lin rôties. Hippocrate faisait faire des onctions avec de l'huile dans laquelle il avait fait infuser de la semence de jusquiame, ou bien il faisait frotter le corps avec une espèce de pommade.

Arétée est entré dans de grands détails sur les onctions ; tantôt il prescrivait diverses plantes aromatiques ou calmantes, qu'il fallait faire infuser dans l'huile, tantôt il spécifiait la partie du corps qu'il fallait particulièrement frotter, comme le menton, les oreilles, et indiquait celles qu'il fallait ménager.

Galien, en s'exerçant à la lutte, s'était blessé l'épaule par la disjonction de la clavicule avec l'acromion ; le maître du gymnase croyant qu'il y avait luxation, tirait de toutes ses forces sur la partie malade pour réduire l'os qu'il croyait luxé. Le tiraillement excessif des muscles fit sentir à Galien que la convulsion était prochaine ; pour la prévenir, il fit faire jour et nuit des affusions continuelles d'huile chaude sur les parties malades, et il observa que pour peu qu'on ralentît cette affusion, les muscles du cou se tendaient et annonçaient que la convulsion allait commencer.

Celse voulait que les malades atteints de tétanos fussent plongés dans un bain d'huile dans lequel on faisait infuser des plantes aromatiques. Bontius a été témoin dans l'Inde de l'efficacité des frictions huileuses aromatiques, et Dehaen cite trois faits on ne peut plus concluants de l'efficacité des embrocations huileuses dans le traitement du tétanos.

Chambers, Pouppée-Desportes, Bajon, en ont vu les bons effets en Amérique. Hillary dit que l'expérience lui a appris, à la Barbade, à les préférer aux bains; mais, suivant Cullen, les topiques émollients sont en Amérique d'un faible secours.

Quand un Arabe est atteint de la maladie du diable (tétanos), le thébib lui met autour du cou un collier de gousses d'ail et des amulettes ; il lui fait en outre des frictions sur la face et sur les côtés du cou avec du beurre et du miel.

D'après ces résultats nous pensons que les liniments et applications émollientes sont des auxiliaires qui, quelquefois, ont été fort utiles, et que le médecin ne doit jamais négliger lorsqu'ils sont à sa disposition. Nous pensons qu'ils conviennent spécialement lorsque le malade ne peut pas supporter les bains tièdes ou les bains de vapeur, ce qui arrive souvent, ou qu'on ne peut l'y porter sans déterminer des accès spasmodiques violents, qui se manifestent au moindre mouvement.

VÉSICATOIRES, MOXAS, CAUTÈRES. — Le tome XLVIII de l'ancien *Journal de médecine* contient un exemple de tétanos guéri par les vésicatoires.

Lorsque la strychnine a été administrée à doses trop élevées, elle développe des accidents tétaniques. Dans un cas pareil, M. Lembert les fit cesser en enlevant le reste du médicament qui était encore sur la plaie d'un vésicatoire, en y substituant 1 décigramme d'acétate de morphine. Le malade qui fait le sujet de cette observation était atteint d'une hémiplégie, suite d'apoplexie. Pendant un mois il avait été soumis à l'usage de l'extrait alcoolique de noix vomique porté sans inconvénient jusqu'à 14 grains. Plus tard, on donna la strychnine sur un vésicatoire qui avait été appliqué sur le bras, à la dose de 25 milligr., progressivement élevée jusqu'à 1 décigr. Deux heures après le pansement, il survint des convulsions tétaniques dans le côté malade : mâchoires convulsivement serrées, gêne de la respiration, contraction des membres supérieurs et inférieurs. L'appareil fut levé ; la surface du vésicatoire fut lavée et abstergée avec soin ; 1 décigr. d'acétate de morphine fut immédiatement substitué à la strychnine : dix minutes après, le malade fut soulagé ; il sentit l'envie de dormir, ses membres cédèrent et revinrent graduellement à l'état normal.

Inspiré par ce résultat, M. Lembert se hasarda et traita avantageusement deux cas de tétanos traumatique en dénudant le derme au voisinage de la plaie, et en le recouvrant d'un sel de morphine à très-grande dose. Dans un autre cas, le vésicatoire avait été appliqué à la nuque. Au siége d'Anvers M. Hip. Larrey s'en servit aussi avec succès.

Le baron Larrey, si partisan des moxas, rejette complétement ce moyen dans le traitement du tétanos, parce qu'il parut aggraver les accidents chez les tétaniques de Jaffa. Il préconisa, au contraire, l'application du cautère actuel dans le foyer de la blessure. Dans la campagne d'Autriche il en obtint plusieurs résultats fort remarquables. « C'est surtout, dit-il, quand on soupçonne le pincement des nerfs, occasionné par le développement des vaisseaux ambiants, ou par l'adhérence de quelques points de cicatrice, que l'on ne doit pas hésiter à appliquer le cautère actuel à un degré de profondeur nécessaire pour arriver jusqu'au point lésé de ces nerfs, et même au delà s'il était possible. Ce moyen, justement préconisé par les médecins de l'antiquité, a produit des effets merveilleux. En détruisant les adhérences nerveuses et les tiraillements qui en résultaient, on faisait cesser le spasme et l'irritation. » (Larrey, *Mém. de chirurg. milit.* t. III, p. 296.)

A l'hôpital Saint-Louis, M. Jobert de Lamballe a employé contre les contractions tétaniques la cautérisation avec le fer rouge promené sur les parties qui en sont le siége, et sur les côtés de la colonne vertébrale; le succès a couronné son entreprise.

Bon pour rappeler la suppuration dans la plaie, dans le cas où l'on aurait supprimé un émonctoire qui coulait depuis longtemps, ou bien si quelque maladie avait disparu inopinément, le vésicatoire est généralement abandonné aujourd'hui. Nous pensons cependant qu'on pourrait obtenir de bons résultats en appliquant, après des émissions sanguines générales, une dizaine de ces exutoires, suffisamment larges, le long de la colonne vertébrale, et les recouvrant d'une forte dose d'acétate de morphine.

Si le tétanos était traumatique, on appliquerait en même temps un vésicatoire au voisinage de la plaie, et on le panserait avec le sel de morphine.

Quant au cautère actuel, malgré l'autorité des noms qui l'ont préconisé, il peut être avantageux; mais les avantages qui en résultent ne nous semblent pas compenser les inconvénients qu'entraîne son emploi.

Electricité, acupuncture. — L'électricité et l'acupuncture ont été essayées; mais de tous les faits dont on a donné une relation exacte, pas un seul ne démontre péremptoirement l'action du fluide électrique sur le tétanos, et tout porte à penser que la puissance curative de l'électricité, si tant est qu'elle existe en réalité, n'agit certainement qu'à un degré peu marqué dans cette maladie.

Inhalations anesthésiques. — A peine l'action merveilleuse de l'éther était-elle connue que M. Hip. Larrey signala
les avantages que l'on pourrait en retirer contre la terrible
maladie qui nous occupe. Frappés de la même idée, les chirurgiens n'attendirent que l'occasion pour expérimenter le
nouvel agent que M. le professeur Roux employa le premier
sur un tétanique. Bientôt le chloroforme remplaça l'éther,
et le lendemain du jour où la découverte de M. Simpson ar-
rivait à Paris, M. le professeur Velpeau dirigeait les vapeurs chloroformiques contre un tétanos traumatique à
l'hôpital de la Charité. Employés nombre de fois depuis, les
deux agents soporifiques ont fourni des résultats variés sur
le tétanos spontané et le tétanos traumatique.

Sur vingt cas ainsi traités, rapportés par M. Escallier,
seize étaient traumatiques, quatre spontanés : les quatre derniers guérirent tous, trois avec l'éther (Petit d'Ermenonville, *Académie nationale de médecine*, 9 novembre 1847 ;
Mignot, *Union médicale*, 2 décembre 1847 ; Ledru de Cler-
mont, *Gazette des hôpitaux*, 25 avril 1848), un avec le
chloroforme. (Clary de Londres, *Union médicale*, 7 mars
1848.)

Sur les seize cas de tétanos traumatique, on a compté huit
guérisons. Six furent traités par l'éther et donnèrent cinq
guérisons (Pertusio de Turin, *Revue médico-chirurgicale*,
avril 1847 ; Hopgood de Londres, *Union médicale*, 13 mai
1848 ; deux observations de M. Petit d'Ermenonville, *Revue
médico-chirurgicale*, novembre 1848 ; Philippe, *Id.*) ; un
insuccès de M. le professeur Roux, qui avoua lui-même
que la maladie était parvenue à sa dernière période et qu'une
terminaison fatale était inévitable. (*Acad. de méd.*, février
1847.)

Une fois on employa sans succès l'éther et le chloroforme successivement. (J. Roux, *Union médicale*, 8 mars 1848.)

Neuf fois on traita la maladie par le chloroforme seulement ; il y eut trois guérisons (Huguier, *Gazette des hôpitaux*, 16 mai 1856 ; Asburg d'Enfield, *Union médicale*, 5 février 1848 ; Backer, *Id.*, 16 décembre 1848) ; six insuccès. (Escallier, *Union médicale*, 2 décembre 1847 ; Yvonneau de Blois, *Id.*, décembre 1847 ; Robert, *Gazette des hôpitaux*, 16 mai 1848 ; Gosselin, thèse Escallier ; Hamilton de Londres, *Union médicale*, 23 novembre 1848 ; Worthington, *Id.*, 16 décembre 1848.)

Ne partageant pas l'opinion de M. Escallier, qui attribue une partie des insuccès au peu de prolongation des inhalations, d'après les résultats signalés plus haut, nous pensons que ce moyen doit être avantageux dans une maladie où tout a échoué, où l'on n'a rien à perdre, et où l'on a peu d'espoir de sauver le malade ; car l'éther et le chloroforme sont des stupéfiants plus puissants que l'opium, ce sont des modificateurs énergiques du système nerveux ; ils sont donc dignes, *à priori*, de nombreuses expérimentations et offrent des chances probables de succès dans le tétanos.

Voulant s'opposer à la tolérance et à la lenteur de l'éthérisation, M. J. Roux, chirurgien en chef de la marine, se basant sur la théorie actuelle de la physiologie touchant les mouvements réflexes, dit qu'il serait logique non-seulement d'éthériser l'organisme par l'inhalation pulmonaire, mais encore les moignons des plaies, toutes les surfaces traumatiques enfin, de manière à les modifier par une éthérisation locale, en dirigeant directement sur elles l'action des vapeurs anesthésiques. (*Union médicale*, août 1848.) Très-conforme aux résultats des expériences de M. Longet, cette proposition de M. J. Roux pourra donner de très-bons résultats, mais jusqu'ici aucun fait n'en a démontré la valeur.

Les frictions avec l'éther et le chloroforme ont aussi été mises en usage ; M. Tibaldi a publié, dans la *Gazetta medica Lombarda*, un cas dans lequel l'éther sulfurique en frictions a produit d'excellents effets ; presque en même temps (*Union médicale*, juin 1851), M. Morisseau, médecin de l'hôpital de la Flèche, publiait une observation de tétanos traumatique guéri par les frictions de chloroforme. Les résultats heureux et inattendus obtenus par ces deux praticiens doivent encourager les médecins à recourir à cette application particulière des anesthésiques.

Amputations. — L'amputation du membre comme moyen curatif du tétanos traumatique est une des questions de pathologie les plus controversées. Larrey, dans la campagne d'Egypte, eut le premier l'idée de remédier à cette maladie, contre laquelle presque toutes les médications sont insuffisantes, par ce moyen extrême ; il la pratiqua trois fois, une seule avec succès. Sur onze cas rapportés par Blizard, on obtint sept guérisons.

Un homme de la campagne fut ainsi sauvé par Dubois ; Lévesque-Lassource, Del Signore, ont publié des faits semblables (*Bulletin de la Faculté de médecine*, 7e année, page 100 ; *Archives générales de médecine*, t. II, page 298) ; quelques exemples de succès se trouvent encore dans les recueils périodiques.

D'un autre côté, sir James Mac Grégor nous apprend qu'après la bataille de Toulouse, tous les cas de tétanos survenus dans l'armée anglaise furent suivis de mort à la suite de l'amputation. Dans trois cas rapportés par sir A. Cooper, l'opération ne sauva pas la vie des malades.

Sabatier s'était déjà déclaré contre elle : « Quel moment à saisir pour amputer, disait-il, que celui où il se déclare un accident si souvent et si promptement mortel ? Comment se persuader que la douleur de l'amputation puisse faire cesser le trouble et l'agitation auxquels le système nerveux est déjà si cruellement en proie. »

Marjolin dit qu'il pratiqua cinq ou six fois l'amputation sans succès.

S. Cooper, Bérard jeune, MM. Sédillot, Nélaton, et la plupart des chirurgiens français et étrangers, sont aujourd'hui d'accord pour la rejeter sitôt que les premiers symptômes du tétanos ont paru, et pour ne la pratiquer que comme moyen préventif avant même que la maladie dont on a craint l'apparition ait donné aucun signe de sa présence. Larrey, dans les derniers temps de sa vie, avait, à ce qu'il paraît, bien modifié ses convictions à ce sujet, et il était loin d'être resté partisan de ce moyen.

Récemment M. J. Roux (*Union médicale*, 1843), sans régarder l'amputation comme un moyen curatif du tétanos traumatique, a avancé qu'elle se présentait avec un haut degré d'utilité quand le tétanos survenait après des blessures irrégulières, compliquées de corps étrangers qu'on peut craindre de n'avoir pu extraire entièrement, de déchirure des nerfs qu'on suppose ne pouvoir atteindre et compléter, et quand le tact du chirurgien lui donne des présomptions de croire que c'est la lésion qui entretient les accidents tétaniques.

D'après ce que nous venons de dire, nous pensons que quelques succès achetés bien cher ne doivent pas être un encouragement assez positif, et que les faits connus ne parlent pas assez en sa faveur pour qu'il soit permis d'élever

l'amputation au rang des préceptes de l'art, lorsque le tétanos est déjà développé.

INJECTIONS VEINEUSES. — En 1813, à Bayonne, d'après
les indications de Percy, Gama, chirurgien principal, et
M. Guyon, chirurgien-major, injectèrent une solution d'o-
pium dans les veines d'un tétanique (1 gros dans 3
onces d'eau). Ces injections furent faites avec difficulté;
malgré cela il se produisit des phénomènes très-sensibles,
tels qu'éblouissements, accélération momentanée du pouls,
une sueur abondante, un assoupissement de courte durée
et une légère diminution dans la roideur des membres.
Mais bientôt les symptômes reparaissaient avec la même
intensité, et le malade succombait quoiqu'on réitérât les
injections.

Les dangers de cette méthode, confirmés par des événements fâcheux, l'ont bientôt fait rejeter.

Enfin, nous croyons devoir ranger au nombre des opérations chirurgicales les moyens mis en usage pour s'opposer
au resserrement des mâchoires. Dès les premiers symptômes, il faut surveiller les organes de la déglutition, et prévenir, s'il en est temps encore, le rapprochement forcé des
mâchoires en introduisant et laissant interposé entre les
dents un coin de bois qui les tienne écartées. Lorsque le
trismus est complet, il n'est plus possible de faire desserrer
les dents ; on profite de l'absence de l'une d'elles pour faire
passer les boissons par l'ouverture qui en résulte.

Si toutes les dents sont saines, on a conseillé d'en arracher une ou deux ; mais cette avulsion pourrait bien n'être
pas sans danger. Aujourd'hui, depuis la remarque de Len-
grand, on aime mieux faire passer les boissons entre la dernière molaire et le bord antérieur de l'apophyse coronoïde,

point dans lequel les arcades alvéolaires laissent toujours entre elles un certain intervalle.

Du temps d'Hippocrate, lorsque la bouche ne pouvait être ouverte, on versait les boissons par la narine. Cette voie a été tout à fait abandonnée, probablement à cause de la sensation désagréable que le passage des liquides produit dans les fosses nasales et du danger de leur introduction dans la trompe d'Eustache et le larynx.

Quand la dysphagie tient à un état convulsif des muscles du pharynx, si l'on introduit un liquide dans la bouche, il franchit l'isthme du gosier, et au lieu de suivre la voie du pharynx et de l'œsophage, il pénètre en partie dans le larynx et provoque des efforts de toux convulsive qui font redoubler les cris du malade. Il faut alors, comme l'a indiqué Desault, placer dans l'œsophage une sonde longue et grosse, à l'aide de laquelle on porte les boissons jusque dans l'estomac. On l'introduit par la bouche quand celle-ci est assez ouverte et on la ramène par la narine ; si les mâchoires sont fortement serrées, on suit d'abord cette dernière voie.

Tels sont les moyens externes dirigés contre le tétanos, moyens nombreux et dont quelques-uns, tels que les saignées, les ventouses, les bains froids, les bains de vapeur, les applications émollientes et les inhalations anesthésiques peuvent rendre de grands services, surtout s'ils sont unis aux médicaments internes que nous allons maintenant étudier.

TRAITEMENT INTERNE. — L'histoire des médications internes présente les mêmes contradictions, les mêmes incertitudes que celles que nous venons de passer en revue. Nous y trouvons les narcotiques, les antispasmodiques, les évacuants, les altérants, les irritants, les excitants, les contro-stimulants, les toniques névrosthéniques, en un mot presque tous les médicaments qui composent la matière médicale.

Narcotiques. —Parmi les médications internes dirigées contre le tétanos, il en est peu qui paraissent avoir une efficacité aussi prononcée que les narcotiques, à la tête desquels il faut placer l'opium.

Opium. — L'action sédative que l'opium exerce sur le système nerveux et les propriétés calmantes dont il jouit expliquent parfaitement son emploi dans le tétanos. Mis en usage dès la plus haute antiquité, ce remède n'a été utilement administré dans cette maladie qu'à une époque assez rapprochée de nous, quand on commença à le donner à des doses très-élevées. En effet, dans l'affection qui nous occupe, des doses de narcotique suffisantes pour stupéfier mortellement plusieurs hommes en santé sont parfaitement tolérées, ne produisent pas le plus léger narcotisme, ou occasionnent tout au plus un très-léger assoupissement, tant est exaltée l'action musculaire.

Monro a vu donner, sans accidents toxiques, 7 grammes d'opium dans une journée; Chalmers plus de 30 grammes de teinture thébaïque dans le même espace de temps. Murray parle d'un homme qui prit, plusieurs jours de suite, plus de 600 grammes de laudanum, sans que cette dose incroyable produisît immédiatement ni sommeil ni résolution du spasme. Gloster parle d'un tétanique qui guérit après avoir pris 100 grammes d'opium. Littleton fit disparaître le tétanos chez deux enfants de dix ans, en donnant à l'un 30 *grammes* de laudanum liquide en un jour, et à l'autre 50 *grammes* d'extrait d'opium en douze heures. Le docteur Fritz, de Prague, a fait prendre 45 grammes de teinture d'opium dans une journée, dans une infusion de sureau;

son malade faisait en outre usage d'un gargarisme renfermant 30 *grammes* de la même teinture. Fournier-Pescay
avait rarement recours à l'opium, qui n'a pas réussi entre
ses mains, aussi lui assigne-t-il un rang secondaire dans le
traitement du tétanos. S. Cooper dit que, de tous les remèdes, l'opium est celui qui a fait concevoir le plus d'espérances, et celui sur lequel aussi le plus d'expériences ont
été faites. « Nul doute assurément, dit-il, que dans plusieurs
cas de tétanos chronique peu intense, il ne soit propre à
procurer la guérison. Mais, pour obtenir ce résultat, il est
de toute nécessité qu'on en commence l'usage dès l'apparition des premiers symptômes ; qu'il soit donné à très-fortes
doses, et que l'administration en soit répétée à des intervalles peu éloignés, de sorte que l'économie soit constamment sous l'influence de ce médicament. » (S. Cooper, *Dict.
de Chirurgie pratique.*) M. Vermer, chef de clinique de M. Le-
vacher, cite deux cas traités par l'opium à haute dose; il y
eut un cas de mort.

Théden, se fondant sur l'expérience des médecins anglais
et sur la sienne propre, assure que l'opium employé inté-
rieurement est le remède le plus efficace contre le tétanos.
Un zouave, blessé à Médéah par une balle qui lui traversa
la jambe gauche, fut pris de tétanos. L'opium fut administré
à haute dose et la guérison obtenue au bout de vingt-six
jours après l'apparition des premiers symptômes. (Wahu,
Annuaire de Médecine et chirurgie pratiques, 1847.)

La teinture et l'extrait sont aujourd'hui les préparations
les plus employées. On commence par des doses modérées,
comme 30, 40 ou 60 gouttes de teinture, répétées toutes les
trois ou quatre heures ; on les élève ensuite progressivement
tant que les accidents persistent ou augmentent. De plus,
l'expérience ayant appris que la vertu de ce médicament ne

se soutenait que pendant un temps assez court, et que les crises revenaient si l'on ne donnait pas de nouvelles doses, il faut insister sur son emploi plusieurs jours encore après que les contractions tétaniques ont entièrement cessé.

Si le resserrement des mâchoires et la difficulté de la déglutition s'opposent à ce que l'on fasse parvenir les substances dans l'estomac, il faut avoir recours aux lavements de laudanum. S'ils rendent la constipation plus opiniâtre, on la combattra avec soin, et pour cela on donnera des laxatifs tant que la déglutition sera possible et plus tard des lavements purgatifs.

Administré seul, l'opium peut opérer des guérisons dont les exemples ne manquent pas dans les annales de la science; uni à la saignée, il en seconde puissamment la valeur thérapeutique. Partant de là, on a pensé qu'il pourrait être associé avec avantage aux médicaments dits antispasmodiques; en conséquence, on a fait prendre des doses plus ou moins marquées de camphre et de musc. Seules, ces substances ont rarement opéré un soulagement bien marqué; et comme dans les cas où le tétanos paraît avoir cédé à l'usage du musc on avait employé en même temps l'opium et d'autres moyens, il est impossible de dire si la guérison a été due à l'effet de ce médicament ou à celui des autres remèdes administrés concurremment.

Chez les enfants, on a aussi préconisé l'opium à haute dose, une goutte de laudanum d'heure en heure (Matuszinsky); un huitième de goutte toutes les deux heures jusqu'à effet narcotique (Brun); Hillary et Chalmers l'ont aussi donné à des doses très-élevées. Mais on ne possède aucun fait qui démontre l'efficacité parfaite de cet agent thérapeutique dans ces circonstances.

MORPHINE ET ACÉTATE DE MORPHINE. —M. Lamarc-Picquot

(*Journ. des Connaiss. médico-chirurg.*, 1840) rapporte l'histoire d'un militaire de vingt-deux ans, d'un tempérament sanguin, qui, mordu à la main droite, fut atteint d'un opisthotonos que l'on guérit par les saignées de bras et 139 centigrammes de morphine en cent vingt heures.

Le docteur Guépratte (*Gaz. de Montpellier*, 1843) préconise l'huile de croton et l'acétate de morphine à haute dose.

BELLADONE. — Samuel Cooper émit le premier l'opinion que la belladone méritait d'être essayée contre le tétanos, mais jusqu'ici on a fort peu d'exemples de l'emploi de cette substance dans cette cruelle maladie. Ainsi, M. le professeur Trousseau l'a administrée sous forme de pilules pour un cas de tétanos en 1843 ; le rédacteur du *Bulletin de Thérapeutique* l'a employée en extrait dans trois cas de tétanos idiopathique; tous les trois furent suivis de guérison. M. Bresse a rapporté dans sa thèse un cas dans lequel la teinture en friction lui procura une guérison complète à Coléah. (Thèse, 1848, n° 219, p. 13.) Enfin, M. Lenoir se loue beaucoup de son emploi. Lorsque le pouls est plein, tendu, et qu'une congestion sanguine semble compromettre l'intégrité de l'encéphale, il pense que l'opium aggrave cette disposition congestionnelle; de plus, l'opium frappe l'intestin d'inertie et provoque une constipation opiniâtre; ces inconvénients n'ayant pas lieu avec la belladone, le chirurgien de l'hôpital Necker donne la préférence à ses préparations.

Pour nous, nous pensons que de nouveaux essais doivent être tentés afin de savoir si l'on doit placer ce médicament parmi ceux qui ont le plus de valeur dans le traitement du tétanos traumatique.

TABAC. — Le docteur Anderson a publié il y a quelques

années, dans les journaux anglais, des observations qui semblent prouver l'utilité du tabac dans le traitement du tétanos traumatique. Il dit avoir réussi chez deux femmes attaquées de cette maladie. C'est à l'état frais, sous forme de fomentations sur la gorge et les parties latérales du cou, et en cataplasmes, qu'il en fit usage. Il y joignait des lavements et même des bains, avec la même décoction, et les prolongeait assez longtemps pour provoquer des nausées.

Larrey employa aussi ce moyen, mais sans résultats avantageux. Le tabac a été préconisé en Angleterre par Travers, O'Beirn, Blizard. O'Beirn prétend avoir vu les accidents tétaniques calmés ou aggravés, selon l'emploi continu ou interrompu du tabac. Blizard l'a même considéré comme le meilleur remède antitétanique.

Sir James Mac-Grégor croit que la fumée de tabac mérite encore d'être expérimentée. Suivant lui, des lavements de tabac, à une époque avancée de la maladie, parurent n'avoir aucun effet. Plusieurs observations de tétanos traumatique guéri par des lavements de tabac sont consignées dans le *Journal des progrès des sciences médicales* (t. VII et X, 1828). Le docteur Cavenne, médecin distingué de la Martinique, envoya en 1837 à l'Académie de médecine un mémoire renfermant des observations détaillées de succès obtenus de l'emploi du tabac en décoction ; mais il est à regretter que ce praticien n'ait pas fait connaître la dose à laquelle il prescrivait ce puissant narcotique. Nous en concluons que les résultats heureux obtenus par les praticiens que nous venons de nommer doivent engager à recourir plus souvent qu'on ne l'a fait jusqu'ici à l'emploi de ce médicament.

Datura. — On trouve dans les *Transactions* de la Société médicale d'Edimbourg un cas dans lequel le datura a été employé avec succès. (T. I, page 28.)

Acide cyanhydrique. — Employé par Chélius et les Allemands, conseillé par M. Bégin sans aucun fait à l'appui, l'acide cyanhydrique a été mis en usage récemment par M. Espezel, de Esperaza (Aude), qui n'a eu qu'à se louer de son emploi. (*Annales de Thérapeutique médicale et chirurgicale*, 6 septembre 1843.) Ce fait unique dans la science a besoin de nouveaux essais pour que l'on puisse en apprécier la valeur.

Méthode enivrante. — Nous ne devons pas passer sous silence la méthode enivrante que le professeur Percy employa quelquefois dans le tétanos traumatique, et dont les effets se rapprochent beaucoup de ceux de l'opium. Elle consiste à faire prendre du vin de manière à déterminer l'ivresse; mais le savant chirurgien remarque que toutes les fois qu'il ne parvenait pas à produire cette ivresse de plomb, c'est-à-dire lourde, soporifère, stupéfiante, qui suspend et endort l'action des muscles soumis à l'empire de la volonté et fait cesser la roideur clonique et convulsive, il remarque, disons-nous, que cette méthode avait un effet tout contraire. Du reste, l'ivresse causée par le vin paraît lui avoir réussi dans quelques cas.

En 1836, M. Armand Jobert, du Jura, employa avec succès l'ivresse pour guérir un tétanos traumatique survenu chez un enfant de cinq ans.

Adopté par Félix Legros qui en fut dégoûté par Dupuytren, ce traitement paraissait complétement abandonné, quand en 1842, lors du tremblement de terre de la Guadeloupe, MM. Dutrouleau et Gonnet, chirurgiens de la marine, eurent recours à l'ivresse alcoolique; chez cinq victimes de cette catastrophe, atteintes du tétanos, on obtint deux guérisons.

A la Pointe-à-Pitre, M. Cornuel employa avec succès un procédé semblable; dès l'apparition des accidents, il administra le tafia, soit pur, soit mêlé d'eau ou de sirop, suivant le goût du malade, ayant soin de donner des doses fractionnées et répétées de façon à déterminer promptement une ivresse qu'il entretenait trois jours au moins.

Dans une thèse remarquable, soutenue à Montpellier en 1850, M. Plac.-Jos. Botson insiste sur le traitement du tétanos par le tafia jusqu'à l'ivresse, qu'on a soin d'entretenir. « Dès que les accidents se déclarent, dit-il, on administre le tafia, soit pur, soit mêlé de sirop simple, par doses fractionnées et répétées, de manière à déterminer promptement l'ivresse. Quand cet effet est obtenu, on éloigne les doses de liqueur, et on n'en donne que ce qui est nécessaire pour l'entretenir. » Sur quatre cas de tétanos ainsi traités, on trouve deux guérisons complètes; chez les deux autres malades, l'amélioration fut notable; mais ces derniers refusèrent formellement de continuer l'usage du tafia.

Malgré les succès obtenus par ce mode de traitement, nous croyons que les risques que l'on court en l'employant doivent rendre très-circonspect dans son administration.

ACIDE CARBONIQUE.—M. Toirac parle d'un homme atteint de tétanos qui fut guéri au moyen d'une asphyxie par l'acide carbonique.

ANTISPASMODIQUES. — Parmi les antispasmodiques nous trouvons le camphre, le musc, le castoréum et l'éther.

CAMPHRE. — Storck pense que l'on ne doit administrer le camphre que quand les sueurs commencent à paraître. Il a l'avantage d'augmenter la sécrétion des urines, et en même temps de rendre leur émission plus facile et moins douloureuse. D'après M. H. Larrey, associé à certains topiques pour le traitement des plaies, il pourrait peut-être prévenir quelquefois le tétanos.

Ne produisant aucun résultat quand on l'administre seul, le camphre peut être d'un grand secours quand on l'unit à l'opium.

Musc, castoréum. — Quoique jouissant de propriétés antispasmodiques très-puissantes, le musc et le castoréum ne produisent pas des résultats plus satisfaisants que le camphre. Cullen donnait jusqu'à 30 grains de musc en vingt-quatre heures. On lit dans le *Dictionnaire encyclopédique* que 100 grains de musc ont été donnés en douze heures à une fille de vingt-trois ans. Fournier-Pescay le considérait comme un des remèdes les plus efficaces ; il l'administrait à la dose de 4 et même de 8 grammes par jour, divisé en fractions de 5 décigrammes à 1 gramme, à prendre toutes les heures ; il recommande de l'employer seul et non associé à l'opium.

Les Chinois l'emploient fréquemment; ils le donnent à la dose de 4 grammes et plus par jour et réussissent souvent. Le traitement indien, qui consiste surtout dans l'usage du musc, compte un grand nombre de succès. La *Gazette des hôpitaux* du 22 mai 1845 donne une description exacte de ce traitement bizarre.

Souvent mis en usage par les médecins arabes, le castoréum produit les mêmes résultats que le musc. Aujourd'hui, ces deux médicaments sont rarement employés seuls dans le traitement du tétanos, on les associe ordinairement à l'opium. La dose ordinaire est de 3 décigrammes à 1 gramme par jour; on peut même la porter à 1 gramme 50 centigr. ; on peut aussi combiner le castoréum avec l'asa-fœtida.

Éther. — Les potions, les lavements et les frictions éthérées ont produit peu de bons résultats dans la maladie qui nous occupe. Dazille vantait l'éther sulfurique à la dose de 15 à 36 gouttes et plus, sept à huit fois par jour ; et la liqueur anodine d'Hoffmann à une dose double. Le docteur Frank, premier médecin d'Ibrahim-Pacha, dit avoir guéri un tétanos traumatique au moyen de l'éther prescrit en potion, à la dose de 16 grammes par jour. Le malade était un jeune campagnard. (*Spectateur égyptien*, 26 juin 1847.) Malgré ce résultat heureux, nous croyons devoir nous ranger à l'opinion de M. Hutin, chirurgien en chef de l'Hôtel des Invalides, qui a très-peu de confiance dans ce médicament, employé sous cette forme. Sur soixante cas de tétanos traumatique observés en Afrique par ce savant praticien, et dont un tiers furent traités par l'éther en potion, en lavements et en frictions le long de la colonne vertébrale et sous les aisselles, on n'obtint aucun résultat capable d'être signalé.

Comme nous l'avons dit plus haut, on peut concevoir quelques espérances sur l'efficacité des inhalations éthérées.

ÉVACUANTS. — Les lavements laxatifs et légèrement irritants sont d'une grande utilité pour remédier à la constipation qui accompagne presque constamment cette maladie, et qui augmente par l'usage de l'opium. Si la sensibilité était très-vive, il faudrait donner la préférence aux lavements huileux, qui ont d'ailleurs la propriété de diminuer la tension de l'abdomen. D'après le docteur Forbes, le sulfate de magnésie dans une infusion de séné est, dans cette maladie, le purgatif le plus efficace.

Bajon faisait un grand usage des purgatifs ; et on dit que dans les dernières campagnes d'Allemagne, les chirurgiens français y eurent recours avec succès.

M. Allut, docteur en médecine à Alais, a essayé l'émétique chez un homme atteint d'un tétanos traumatique contre lequel on avait employé sans succès les antiphlogistiques, les purgatifs, l'opium ; il prescrivit l'émétique à la dose de 40 centigrammes dans 120 grammes d'infusion de fleurs d'arnica, avec 30 grammes de sirop diacode, à prendre par cuillerées à bouche toutes les heures. Voulant surveiller l'emploi de ce moyen énergique, M. Allut revint voir son malade quatre heures après, et il fut fort surpris de le trouver dans un état plus satisfaisant, le trismus commençait à diminuer d'intensité. La même prescription fut continuée pendant huit jours, jusqu'au moment où l'on fut convaincu que le malade était hors de danger. La quantité prise dans les huit jours fut de 3 *grammes* 50 *centigrammes*. Le malade n'éprouva pas de vomissements et n'allait qu'une fois par jour à la garde-robe. (*Journ. de chirurgie*, octobre 1844.)

Quoique connaissant le cas de M. Allut, et sachant que tout agent capable d'agir fortement sur l'organisme et de lui communiquer une secousse violente et subite, peut dans certains cas faire disparaître une maladie nerveuse, adoptant la sentence d'Hippocrate, *ad extremos morbos, summæ curationes*, nous pensons que de nouvelles expériences ne devront être tentées que dans les cas extrêmes, et avec les plus grandes précautions.

Altérants. — Les altérants nous fournissent l'arsenic et le mercure.

Arsenic. — L'arsenic, dont la dangereuse activité n'a pas arrêté les expérimentateurs, a procuré plusieurs cas de guérison ; ainsi le docteur Taylor en cite plusieurs exemples. M. Williams, de la Virginie, l'employa avec succès chez un nègre atteint de tétanos à la suite d'une piqûre au talon, faite avec une épingle en cuivre. Il fit prendre à ce malade 10 gouttes de solution arsenicale de Fowler, avec 15 gouttes de laudanum et 5 centigrammes de calomel dans l'intervalle. Le surlendemain il obtint un amendement notable, et, après trois jours de l'emploi de l'arsenic, le tétanos avait entièrement cessé.

Les faits n'étant pas assez nombreux, nous ne citons cette médication que pour mémoire.

MERCURE. — Les préparations mercurielles ont quelquefois réussi. Heurteloup rapporte, d'après Maubec, le bon effet que l'on retira de l'usage de l'onguent mercuriel sur un malade affecté de tétanos à la suite de l'amputation de la jambe. La plaie fut pansée avec des plumasseaux recouverts de cet onguent ; bientôt la salivation s'établit ; elle dura quelques jours, et pendant ce flux critique les accidents disparurent.

Le travail de Valentin contient un exemple plus curieux encore de l'influence des préparations mercurielles. Après avoir inutilement tenté plusieurs remèdes dans un cas de tétanos traumatique, le docteur Young, de Maryland, eut recours au sublimé, dont il fit prendre une forte dose ; la salivation s'établit et le malade se trouva mieux ; la suspension du médicament fut suivie du retour des accidents. A trois reprises différentes les alternatives de calme et de convulsions coïncidèrent avec l'usage du médicament ou sa suppression ; à chaque fois, le développement de la salivation annonçait l'amélioration dans l'état du malade ; enfin le sublimé fut donné de manière continue et la guérison eut lieu.

D'autres observations recueillies par Renault confirment les bons effets qu'on peut retirer des préparations mercurielles, dont la salivation annonce toujours la bonne réussite.

Chappe, chirurgien en chef de l'armée du midi de l'Égypte, fit administrer le mercure en frictions, à de très-fortes doses, chez plusieurs tétaniques, et presque toujours ce médicament amena une prompte guérison.

Chez les Anglais, le mercure est un moyen familier dans le traitement du tétanos; souvent ils en poussent l'usage jusqu'à la salivation. Ils le combinent généralement avec l'opium, suivant le conseil de Storck. Cependant Samuel Cooper regarde les préparations mercurielles comme inefficaces contre le tétanos, et le docteur Emery et plusieurs autres chirurgiens militaires de la Grande-Bretagne les ont employées à des doses excessives sans obtenir le moindre succès.

Boyer recommande d'employer de bonne heure le mercure à haute dose, sous forme de frictions, ou à l'intérieur, afin d'exciter promptement la salivation, de manière cependant qu'il n'affecte pas trop fortement la bouche. Le docteur Potter prétend qu'aucun malade ne meurt du tétanos quand on est parvenu à obtenir une salivation mercurielle abondante. Dans les essais que le baron Larrey fit en Egypte, les frictions mercurielles parurent aggraver les accidents tétaniques.

Pour notre compte, nous pensons que l'on pourra quelquefois avoir recours à ce moyen, en le combinant surtout avec l'opium et les antispasmodiques.

IRRITANTS ET EXCITANTS. — L'ammoniaque et l'essence de térébenthine forment le contingent des irritants.

AMMONIAQUE. — François, d'Auxerre, obtint de l'emploi de l'ammoniaque des succès remarquables, confirmés à la même époque par Fournier-Pescay. Fournier la donnait à la dose de 5 gouttes dans un verre d'infusion d'arnica; on peut la porter à 34 gouttes en vingt-quatre heures. Il rapporte l'exemple d'une négresse qui ne put transpirer qu'après en avoir pris 36 gouttes, en trois fois.

Comme servant à exciter la diaphorèse, nous pensons que l'ammoniaque peut être employée avec avantage.

Essence de térébenthine. — Préconisée par les anciens chirurgiens qui regardaient les onguents dans lesquels elle entrait comme très-propres à apaiser les douleurs atroces des plaies par arrachement et par déchirure, l'essence de térébenthine a été employée plusieurs fois à l'intérieur avec succès. B. Hutchinson en a rapporté un cas (*The London medical and physical Journal*, février 1823) ; un autre est dû au docteur W. Toms (*The London medical and physical Journal*, mai 1823). Enfin, le docteur Philips cite un fait dans lequel le tétanos cessa tout à coup après l'administration d'un lavement d'huile essentielle de térébenthine.

Contro-stimulants. — Les contro-stimulants ne nous offrent que la digitale. Employée à haute dose dans plusieurs cas de tétanos, cette substance fut absolument sans effet.

Toniques névrosthéniques. — Le quinquina et le sulfate de quinine ont aussi été employés dans le traitement du tétanos, mais des observations ou des allégations incomplètes ne nous permettent pas d'en apprécier la valeur.

Remèdes divers. — Indépendamment de ces moyens, il est une foule de remèdes, la plupart inertes ou déclassés, qui ont été mentionnés, mais que l'on ne connaît guère que par tradition. Ainsi, Valentin dit avoir obtenu, en Amérique, deux guérisons de tétanos essentiel : la première au moyen d'une infusion des fruits du *solanum carolinense*, espèce de morelle épineuse ; la seconde, au moyen de frictions faites sur la colonne vertébrale avec du suc d'ail.

Gasc, que la médecine militaire regrettera longtemps, employa le phosphore dans un cas de tétanos traumatique, à la dose de 1, puis de 4 grains dans les vingt-quatre heures ; il administra en même temps l'opium à la dose de 15 grains, en lui associant les bains tièdes. Le malade guérit. (*Revue médicale*, avril 1824.)

La strychnine a été essayée par M. Salles-Jourdanet, qui rapporte quatre cas de guérisons obtenues par ce moyen. (Thèse, 1846, n° 142.)

Le docteur Stutz emploie souvent le carbonate de potasse à la dose de 8 grammes dans une infusion de fleurs d'arnica montana. « Cette potion procure, dit-il, une transpiration abondante et semble faire diminuer les mouvements convulsifs, en déterminant une détente générale. »

Elliotson conseille le carbonate de fer à la dose de 1 livre par jour ; Hosack, le vin de Madère ; d'autres, le polygala senega ; Brown, la teinture de cantharides. M. Schanghnesy a obtenu des résultats merveilleux avec le cannabis indica ; sur douze cas de tétanos traumatique, déjà à une période avancée, un seul s'est terminé par la mort. Il emploie soit la résine de haschich à la dose de 10 ou 15 centigrammes toutes les trois heures, soit la teinture alcoolique à la dose de 4 *grammes* chaque demi-heure, jusqu'à cessation des paroxysmes.

Enfin, nous terminerons en citant, pour la blâmer, l'opinion du docteur Physick, de Philadelphie, qui, considérant le tétanos comme une affection spasmodique qui entraîne la clôture subite de la glotte, a conseillé de pratiquer la bronchotomie.

Résumé.—En présence de tant de moyens divers, de tant de méthodes contradictoires, qui ont été tour à tour préconisés dans le traitement du tétanos, le choix est difficile à établir, s'il n'est éclairé par l'analyse et le raisonnement. Appuyé sur ce double critérium, nous pensons, d'après les résultats que nous avons signalés, que les saignées générales et locales, et l'opium seul ou uni aux antispasmodiques amènent souvent la maladie à bonne fin. Après ces méthodes de traitement, celles qui nous paraissent fournir le plus d'avantages sont, d'une part, les frictions mercurielles, l'ammoniaque et les bains de vapeur; et, de l'autre, les inhalations d'éther et de chloroforme dont on est en droit d'espérer des résultats favorables, à en juger par les expériences heureuses tentées jusqu'à ce jour. Là se borne la série des moyens dont l'utilité est consacrée par l'expérience. Peut-être les bains chauds et froids, la belladone et le tabac sont-ils à même de rendre quelques services, en certains cas; mais en tant que médication générale, leur vertu est au moins contestable jusqu'à plus ample informé.

Telles sont les ressources que l'art est en mesure d'opposer au tétanos. Malgré les obscurités que le sujet comporte, et que nous n'avons pas toutes signalées, il résulte évidemment de cet examen, que le tétanos n'est pas toujours au-dessus des ressources de l'art, et que vraisemblablement le traitement serait encore plus efficace s'il était toujours appliqué avec discernement et prévoyance. Toutefois, ce ne serait pas assez que ce traitement fût approprié au mal et convenablement dirigé. Souvent entretenu par de pernicieuses influences, au premier rang desquelles il faut placer les vicissitudes atmosphériques, le tétanos résisterait infailliblement si l'on n'obviait par une hygiène bien entendue à ces conditions qui contrarient l'effet des remèdes. L'importance du traitement hygiénique égale, à notre avis,

celle du traitement médical; la diminution progressive du
tétanos aux îles d'Amérique , depuis un demi-siècle, tant
chez les enfants que chez les adultes, en est une preuve
évidente.

Dans le tétanos traumatique surtout, il faut ne pas perdre
de temps, au début, en hésitations et demi-mesures ; il faut
agir promptement et avec toute l'énergie dont l'art est susceptible, car tout dépend quelquefois d'un jour, de quelques
heures, tant est rapide à se manifester l'inflammation des
organes les plus importants de la vie.

Plus funeste que l'épilepsie, réduisant le plus souvent
l'art à une impuissance presque absolue, il est heureux que
le tétanos n'appartienne guère qu'aux blessures par armes
à feu, et qu'il n'étende pas ses ravages, à la manière du typhus et du choléra.

Obligés aujourd'hui encore de dire avec le poëte latin ,

> Non est in medico semper relevetur ut æger ;
> Interdum doctâ plus valet arte malum,

espérons cependant; car, en chirurgie surtout, on a de tout
temps adopté l'expérience pour guide. Or, aucun phéno-
mène, malgré ses complications, ne nous paraissant au-
dessus des ressources de l'art, nous pensons que les difficultés qui nous occupent céderont probablement elles-mêmes
à une méthode rationnelle et à de persévérantes investigations. L'incertitude, le découragement et le doute reprochés
à notre époque n'ont heureusement pas tout envahi; et la
science a conservé le privilége d'inspirer de nobles recherches et d'infatigables dévouements, offrant en échange de
profondes satisfactions et d'admirables secrets à conquérir.

FIN.